Marion Haigis
Dr. Erik Müller-Schoppen

Himmel Erde Flitzeflügel

Marion Haigis
Dr. Erik Müller-Schoppen

Himmel Erde Flitzeflügel

Metaphysisches Heilen & Spirituelles Coaching
Die Energie der Neuen Zeit

J. Ch. Mellinger Verlag

2. überarbeitete Auflage

ISBN 978-3-88069-462-0
www.mellingerverlag.de

Inhalt

Teil II
Spirituelles Coaching

Vorwort

Warum sind so viele Menschen in Europa und darüber hinaus an den außergewöhnlichen Heilungen interessiert, von denen Dr. Erik Müller-Schoppen und Marion Haigis berichteten?

Was lernen wir, wenn Patienten das plötzliche Verschwinden von psychischen Krankheiten oder Krankheitsbildern mitteilen?

Und was erfahren wir, wenn Menschen, die mit Marion Haigis und Dr. Erik Müller-Schoppen interagieren, feststellen, dass sie plötzlich fähig werden, sich einen Zugang zu dieser heilenden Erfahrung und Energie zu verschaffen – und zwar nicht nur für sich selbst, sondern auch für andere?

Dieses Buch lehrt zweierlei: Die »neuen« Schwingungen der Heilung, die Marion Haigis beschreibt, führen weit über eine »Technik« hinaus und bringen Sie zu Ebenen, die jenseits von denen liegen, die einst jedem Menschen überall zugänglich waren.

Die spirituelle Intelligenz, dargestellt von Dr. Erik Müller-Schoppen, der Kern des Spirituellen Coachings, ist ein Erleuchtungsprozess für Spirituelles Coaching und lehrt die Kenntnisse und Erfahrungen dreitausend Jahre alter spiritueller seelischer Heilungskultur.

Dieses Buch lädt Sie ein zu einem fundierten Einblick, der die Lücke zwischen metaphysischer und spiritueller Heilungserfahrung schließt.

Das Buch besteht aus zwei großen Teilen, Teil 1 ist Marion Haigis vorbehalten, Teil 2 Dr. Erik Müller-Schoppen.

Überblick

In dem Buch »Himmel Erde Flitzeflügel« schreibt die Heilpraktikerin Marion Haigis auf unterhaltsame und lustige Weise über persönliche, fast unglaubliche Erlebnisse mit der Geistigen Welt. Fesselnde Erlebnisse aus früheren Leben und Erfahrungen, die sie als Ausbilderin nach den Richtlinien des Dachverbands Geistiges Heilen machte, werden lebendig und lebensnah berichtet. Sie lehrt, wie man Blockaden und Glaubenssätze aus seinem Leben eliminiert und das Resonanzgesetz überlistet.

Doch es geht um viel mehr noch, um Metaphysisches Heilen und Spirituelles Coaching – Die Energie der Neuen Zeit.

Marion Haigis ist Gründerin der AMH®Astral-Metaphysischen Heilerausbildung, die sie seit 2006 erfolgreich in ganz Deutschland unterrichtet. Die feinstoffliche Anatomie des Menschen und die Geistigen Gesetze werden erklärt und die Technik des Geistigen Heilens der AMH®Astral-Metaphysischen Heilerausbildung werden praxisnah erläutert. Seit 1999 leitet Frau Haigis als Schulleiterin die Deutsche Paracelsus Schule in Heilbronn. Fröhlich streift sie die Fesseln der Materie wie einen zähen Nudelteig ab und belegt im Kapitel »Mit Gott huckepack über die Chinesische Mauer« beim Halbmarathon in China, bei dem sie über 9600 Stufen bewältigte, unerwartet den dritten Platz. 2010 kämpfte sie sich beim Halbmarathon durch den burmesischen Dschungel und wurde Vierte.

Auch erzählt sie über ihre 7-jährige Krankheit, erkannte, dass diese nötig war, um ihre Seele reifen zu lassen, und fand durch einen Bluttest ihre Gesundheit wieder.

Wir müssen als Leserinnen und Leser vieles neu überdenken, was wir bis jetzt über konventionelle Heilung gelesen haben. Die »neuen« Energien der Heilung, die Marion Haigis beschreibt, führen weit über eine »Technik« hinaus und bringen uns zu Ebenen, die jenseits von den üblichen liegen. Dieses Buch lädt Sie ein zu einer Reise von der Entdeckung ihres Heilungspotenzials bis hin zur Schilderung eines ungewöhnlichen Lebensweges.

Vor allem aber offenbart Marion Haigis Methoden, die Sie als Leser persönlich einsetzen können, um diese neuen heilenden Energien selbst zu meistern.

Dr. Erik Müller-Schoppen appelliert in seinem Teil des Buches »Spirituelles Coaching« an unsere Fähigkeit, das Neue zu lernen, wenn wir die liebgewonnene Sesshaftigkeit, unsere Anhaftungen loslassen und ins selbst gewählte Exil gehen.

Um dem Neuen zu begegnen, müssen wir die alten Muster wegtun, unser Ego selbst entleeren.

Im Exodus verlieren wir alles, was uns auszumachen schien.

Die alten Gesetzmäßigkeiten gelten nicht mehr, würden sie es, führten sie zum »Tode«, zum Stillstand in den Mustern des Ego.

Wenn das Ego stirbt, wird Platz gemacht für das Neue.

Das Ego mit seinem Krempel verstellt die Sicht auf das Göttliche, es verhüllt das Göttliche mit seinem Klimbim wie mit einem Schleier.

Wenn wir unsere selbstgebastelte Ego-Welt, unser »Egoland der Wünsche« demontieren, aus ihm auswandern und ins Exil gehen, »unten« neu anfangen, indem wir uns geliebt fühlen, brauchen wir keine Macht oder Ordnung oder Gesetz.

In vielen aufbauenden und lehrreichen Meditationen leitet der Autor das Sinnen und Trachten der Leserinnen und Leser zum Licht.

FÜR MEINE DREI FLITZEFLÜGELCHEN LOUIS,
LAURÈNE UND ADAM

Teil I

Metaphysisches Heilen

Marion Haigis, Co-Autorin Petra Jessica Neumann

Mit Gott huckepack über die Chinesische Mauer

Herzlich willkommen in meiner Lebensgeschichte. Meine Geschichte wäre, genau genommen, gar keine ungewöhnliche, wäre da nicht dieser bedeutende Entschluss gefallen. Ein Entschluss mit unfassbaren Auswirkungen, mit daraus resultierenden drastischen Entwicklungen – zum Guten. Wie dieser Entschluss lautet, der mein Leben praktisch auf den Kopf gestellt, quasi noch einmal neu aufgerollt hat? Er lautet: »Ich lebe!«

Nun, das mag unspektakulär klingen, ist es jedoch nicht. Denn so selbstverständlich, wie dies klingen mag, ist es keinesfalls. Rein biologisch, physisch betrachtet, leben alle, die atmen, essen und denken. Wikipedia definiert das Leben folgendermaßen: **Leben** ist eine Eigenschaft, die Lebewesen von unbelebter Materie unterscheidet. Wesentliche Merkmale für Leben sind: Es ist in der Lage sich fortzupflanzen, es hat einen Stoffwechsel und es bildet nach außen abgeschlossene Gebilde. Doch dass diese Faktoren nicht die einzigen sind, die das Wort »Leben« definieren, wurde mir recht spät klar. Zuerst musste ich lernen, dass das Leben ein solches erst dann ist, wenn man es selbst in die Hand nimmt, gestaltet, bestimmt, lenkt – ja nun, eben lebt.

Es ist die freie Entscheidung eines jeden Individuums, ob sein Leben daraus besteht, sich täglich künstliche Leben, à la Talkshows im TV, vorführen zu lassen, die Werbepausen zu nutzen, um den Toilettengang zu erledigen oder die Spülmaschine auszuräumen. Ob die Emotionen der Daily-Soap-Darsteller die einzig gefühlten sein müssen und ob es der wahre Genuss ist, sich per Chat in Facebook auszuweinen, dass man nun das x-te Magengeschwür hat, obwohl die Tiefkühlpizza des Vortages doch »bio« war.

Unheimlich viele Menschen gestalten auf diese Art ihre »Freizeit«. Dies ist ihr Genuss, ihr »Abschalten«. Die Erholung vom Arbeitsalltag, welcher in den meisten Fällen eher die Pflicht als die Kür ist. Ist er doch so häufig von Machtspielen, Druck und Anstrengung geprägt. Dies ist in Ordnung so, jeder ist seines Glückes Schmied.

Spannend ist hier nur die Frage: Weshalb? Wieso nicht einfach das »Unmögliche« denken und – vor allen Dingen – leben!

Ist man einmal ehrlich zu sich selbst und glaubt einfach daran, dass man die Wahl hat – ist dann nicht ein jeder eigentlich der Mensch, der das Leben spüren möchte, seine unsichtbaren Flitzeflügel anschnallen und losfliegen und selbst die Hauptrolle spielen möchte in seinem Lebensbuch, in diesem wunderbaren Spiel – dem Leben. Das Leben, das so anstrengend, so leicht, so schwer, so traurig und so wunderbar, so voller Leid und Freude sein kann – das echte Leben eben.

Und dieses Leben wurde für mich sinnbildlich ein großes Kinderzimmer, bis an die Decke vollgepackt mit herrlichen Spielsachen. Dies blieb nicht ohne Verwirrungen – wollte ich doch mit allem spielen, doch hatte ich von manchen Dingen schnell genug, das Spielzeug wurde uninteressant, oder ich griff schnell zum nächsten. Oft überkam mich das Gefühl, dass mein Menschenleben zu kurz wäre, um alles vollständig auszukosten. Schmunzelnd musste ich feststellen, dass ich, als Gott die Spielsachen für die Kinderzimmer verteilt hatte, wohl zu laut »Hier!« gerufen hatte – und Gott ist bekanntlich gütig. Er gab und gab und gab immer mehr. Dies tat er mit einem väterlichen Lächeln, denn er hat ja den »freien Willen« erfunden, den er jeder Seele zuspricht. So hat er dies auch bei mir getan, und was er mir »gab«, waren meine »Gaben«. Eine Gabe von Gott ist eine Begabung, die man nutzen sollte, auch wenn man zu viele in Anspruch nimmt, wenn man zu laut »hier« schreit, so ist es doch der eigene freie Wille, die freie Entscheidung, die man trifft.

Als ich nun meine erste Lebenshälfte überschritten hatte, bekam ich das Bedürfnis zu sortieren, das Kinderzimmer aufzuräumen, vielleicht auch durch diesen neuen Durchblick die Prioritäten zu setzen. Das Resultat dieses Großputzes war der Entschluss, einen Marathon auf der Chinesischen Mauer zu laufen. Und dies als bekennende unsportlichste Frau der Welt. Beim Nachdenken und Aufräumen wurde jedoch klar, dass ich schon lange mit meinem Marathon begonnen hatte – mit meinem Lebensmarathon.

Wie bei einem sportlichen Marathon auch, begann mein Leben relativ harmlos, mit wenig spektakulären Etappen. Ich wuchs auf und wurde geformt durch mein Umfeld, meine Familie, meine Umstände. Aus dem Kleinkind wurde ein Mädchen, aus dem Mädchen eine junge Frau, aus dieser dann Hausfrau, Ehefrau und Mutter. Wie es sich gehörte, stand jeden Abend das Essen pünktlich auf dem Tisch, die Kinder waren gut erzogen und geimpft, die Hemden meines Ehemanns stets gebügelt. Punkt 20:15 Uhr begann der Feierabend auf dem heimatlichen Sofa, in friedlicher Zweisamkeit, um den allabendlichen Spielfilm zu sehen.

Ganz offensichtlich hatte ich mein eigentliches Spielzimmer, all meine »Gaben« nicht erkannt – wie denn auch, hatte ich mich doch brav in das vorgezeichnete Muster eingefügt, wie ein »Leben« auszusehen hat.

Doch ich begann Interesse zu entwickeln. Interesse an Tiefgründigkeit, an Hintergründen. Ich wurde aufmerksam auf Reiki. Und mit Reiki tat ich meinen ersten Schritt in ein neues Leben voll neuer Werte. Und kaum waren die Dämme geöffnet, gab es kein Halten mehr. Mehr und mehr lernte ich, sah ich, weckte mich. Es handelte sich um eine endlose Aneinanderreihung der bekannten »Aha-Effekte«, denn all dieses scheinbar neue Wissen hatte ich im Grunde meines Herzens, meines Seins schon gewusst – all die Wahrheit wollte nur endlich an die Oberfläche gelassen werden.

Ich machte den ersten Grad Reiki, und es dauerte 3 Jahre lang, bis ich selbst zur Reiki-Meisterin wurde.

Diese neu gewonnene Spiritualität und mein gewecktes Interesse an Spiritualität brachte natürlich mein Familienleben reichlich durcheinander. War doch mein Ehemann alles andere gewöhnt als eine freigeistige, spirituelle Ehefrau. Das Privatleben begann mehr und mehr zu kriseln, da sich unsere Wege ganz offensichtlich nun in unterschiedliche Richtungen entwickelten. Eine Trennung von meinem ersten Mann wurde leider unumgänglich. Und mit dem Sprengen dieser Ketten begannen auch andere Entwicklungen in meinem Leben ihren Gang zu nehmen. »Ungewöhnliche« Ereignisse und Erfahrungen wurden immer häufiger. Darüber möchte ich an anderer Stelle berichten.

Doch nicht nur meine Wahrnehmungen und Fähigkeiten änderten sich. Eine schwierige, schmerzhafte Etappe meines Lebens-Marathons begann. Ich wurde krank! Einzig die neue, glückliche Ehe mit meinem Karlheinz dämpfte die leidvolle Erfahrung, die nun kam:

Sieben Jahre lang kämpfte ich mit unvorstellbaren, schmerzvollen, blutigen Durchfällen und dem steten Gefühl tanzender Rasierklingen im Bauch, wenn ich mich getraut hatte, etwas zu essen. Verzweifelt wendete ich mich an einen Internisten. Ich erschrak, als mir daraufhin Cortison verordnet wurde. Doch der Arzt drohte: »Frau Haigis, wenn Sie dieses Medikament nicht einnehmen, müssen wir Ihren Darm entfernen. Dann bekommen Sie einen künstlichen Ausgang gelegt!« Das saß! Der Gedanke an ein Leben mit Kot-Säckchen unter dem Schlapper-Pulli war zu schockierend – ich schluckte das Cortison. Und es wirkte! Die blutigen Durchfälle verschwanden. An ihre Stelle traten nun Blackouts. Ich konnte nicht mehr arbeiten. Ich konnte nicht einmal mehr telefonieren, ohne mich selbst immer wieder zu kneifen, um mich so wenigstens kurz konzentrieren zu können. Mein Gesicht quoll auf, und durch den neu erworbenen Bluthochdruck verfärbte sich dieses, wie ich es nannte, »Eumelgesicht« nun auch noch rot.

So konnte es nicht weitergehen. Ich setzte das Medikament ab und konsultierte auf das Bitten meines besorgten Mannes einen Professor in einer Spezialklinik. Auch er konnte keine Diagnose stellen, mutmaßte, wie auch seine Kollegen, dass es sich um Morbus Crohn oder Collitis Ulcerosa handeln müsste, wusste aber dennoch ein anderes Pharmazeutikum, welches er mir nun verordnete, wo ich doch offensichtlich kein Cortison vertrug: Er gab mir ein Immunsuppressivum. Diese chemische Keule sorgt normalerweise bei Transplantationspatienten dafür, dass ihr Immunsystem das neue Organ nicht abstößt. Bei mir sorgte es jedoch dafür, dass ich in Lebensgefahr geriet, da sich als Nebenwirkung eine Bauchspeicheldrüsenentzündung zeigte.

Ich hatte die Nase voll. Und doch ließ ich mich durch das liebevolle, ängstliche Drängen meines Mannes überreden, noch einmal zu diesem Professor zu gehen. Sein fachkundiger Entschluss: »Sie vertragen weder Cortison noch Immunsuppressivum, gut, dann verschreibe ich Ihnen ein Zytostatikum!«

Das ist ein Medikament gegen Krebs. Mein roter, aufgeblasener Eumelkopf sollte nun noch kahl werden? Meine schönen langen Haare sollten ausfallen? In der Packungsbeilage erfuhr ich noch, dass auch die Fußnägel ausfallen und Hautkrebs entstehen könnte. Na prost Mahlzeit! Bewaffnet mit diesem Beipackzettel konfrontierte ich meinen Göttergatten und appellierte an seine Vernunft. Er solle mir vertrauen, ich würde meinen eigenen Weg zur Gesundheit schon noch finden. Ich wusste, wenn der Leidensdruck einer Krankheit groß genug war und der Groschen fiele, würde auch die Heilung kommen. Und mein Groschen fiel nur wenige Wochen später. Im Urlaub, auf Kreta.

Oft schon war ich mit meinem Karlheinz nach Kreta gereist. Wir hatten uns dort schon unsere eigenen Rituale und Abläufe geschaffen. Ein Ritual war unser regelmäßiger Gang über den »Sissiweg«, wie wir ihn nannten, einen abenteuerlichen Weg durch die Klippen zu einem verträumten Piratenstrand nach Sissi. Schon häufig waren wir den anstrengenden, aber bezaubernden Weg gemeinsam gewandert, einmal sogar mit dem Fahrrad, was eine olympiareife Leistung war, da die Drahtesel über die Felsen getragen werden mussten. Da war ich noch gesund gewesen.

Dieses Mal jedoch mussten wir beide bereits nach 100 Metern wieder umkehren. Ich krümmte mich vor Schmerzen und schloss mich direkt nach der Rückkehr im Hotel in das Badezimmer ein, wo ich die ganze Nacht auf der Toilette verbrachte. Die Nacht schien endlos – die Schmerzen auch. Am Folgetag lag ich geschwächt und müde auf dem Bett, als Karlheinz sich zu mir setzte und die Sätze sagte, die den Groschen fallen ließen. Es war viel mehr das Gefühl, die Tonart, die er mir übermittelte, als der Wortlaut an sich. »Schatz, du weißt, ich liebe dich sehr. Und ich muss mich wohl damit abfinden, dass ich eine kranke Frau geheiratet habe. Wir werden wohl all unsere Träume aufgeben müssen und uns auf ein anderes Leben einstellen. Aber das ist schon o.k.!«

Es traf mich wie ein Blitz! Was er da sagte, von wegen Träume aufgeben, das schlug ein, es wühlte mein Innerstes auf. Ganz tief in meiner Seele, auf dem Grund meines tiefsten Seins, wallte ein mir fast unbekanntes, längst verdrängtes Gefühl auf. Wut. Wut, nein, nicht auf Karlheinz. Auch nicht auf meine Krankheit. Im Grunde wusste ich gar nicht, auf was ich wütend war. Wie eine Ertrinkende schoss ich aus meinem Kissen hoch, packte ihn an den Schultern und schrie ihn an: »Was sagst du da? Nein, das stimmt nicht! Bitte glaube an mich! Vertrau mir! Ich werde gesund!« Ich brach in Tränen aus. Mein Mann nahm mich in den Arm und ließ mich weinen. Weinen vor Wut, Verzweiflung, Weinen, einfach nur, weil es guttat.

Diese Tränen schufen in mir eine kristallklare Einsicht. Eine Bewusstheit, die langsam und sachte, wie aus einem Nebel über dem See der siebenjährigen Krankheit aufstieg. Sieben Jahre hatte meine Seele gebraucht, um zu lernen, zu reifen und dann aufzuwachen. Nun endlich war ich bereit für ein neues Kapitel meines Lebens mit dem Namen Gesundheit. Ich war bereit, meine Seele war bereit, mein Bewusstsein war bereit dafür, Bettina zu treffen. Bettina wurde in mein Leben geschickt, um mir den Weg zur Gesundheit zu zeigen.

Sie erzählte mir ihre Leidensgeschichte, die meiner eigenen sehr ähnlich war, mit den gleichen Qualen, der gleichen Krankheit, nur mit viel drastischerem Verlauf, der sie häufiger in die Intensivstation und sogar in das Sterbezimmer des Krankenhauses gebracht hatte. Sie erzählte von ihrer Heilung, die im Grunde genommen simpler kaum sein könnte. Bettina hatte einen Bluttest auf Nahrungsmittelunverträglichkeiten machen lassen, welcher ans Tageslicht brachte, dass ihr Körper 17 Lebensmittel nicht vertrug. Diese ließ sie fortan weg – und wurde gesund. Unglaublich? Unglaublich gibt es nicht!

Wenige Tage später hielt ich mein eigenes Testergebnis von Cyto Labor in den Händen. Auf den ersten Blick war das Resultat gar nicht so sehr schockierend, doch auf den zweiten schon. Ich hatte eine Hefeunverträglichkeit. Ganz langsam wurde mir die Tragweite bewusst, und ich begann zu weinen: Ich »durfte« kein Brot mehr essen, keinen Essig mehr verwenden, vorbei sollte es sein mit Wein, Soßenpulver, Würzmittel, Bier, Fertigsalatsoßen, Pizza, Brezeln, Fix-Produkten, Hefestückchen, Hamburgern, Ketchup, Kuchen, und und und. Zwanzig Minuten später weinte ich erneut. Ich dankte Gott dafür, dass ich nun wusste, weshalb ich krank gewesen war. Was waren schon Gebäckstücke und Fast-Food-Produkte im Vergleich zur Schmerzfreiheit, Vitalität und Gesundheit? Zwei Wochen später war aus der kranken, leidenden Marion innerhalb 14 Tagen eine kerngesunde Frau geworden. Eine extrem schwierige und steinige Etappe meines Lebens-Marathons war nun bewältigt, alles wurde leichter.

Selbstverständlich fuhr ich nach dieser wunderbaren Gesundung zu dem Professor der Spezialklinik. Ich war voller Enthusiasmus, wollte ihm erzählen, wie einfach und schnell man vielen Menschen helfen konnte. Doch er wollte davon nichts wissen. Was ja, bei genauer Betrachtung, auch ziemlich logisch ist, da die Anerkennung dieses Heilverfahrens seinen Berufsstand sowie seine Kollegen in der Pharmaindustrie überflüssig machen würde.

Nach dieser Erfahrung beschloss ich Heilpraktikerin zu werden. Ich lernte viel über den menschlichen Körper, die Seele, aber auch über das Geistige und die Geistigen Gesetze. Und ich durfte von nun an selbst Bluttests machen und Kranken helfen.

Meine Ausbildung zur Heilpraktikerin absolvierte ich an der Paracelsus Schule in Heilbronn. Eines Tages wurde die Stelle der

Studienleitung frei, und mir wurde klar, weshalb ich all die Zeit als Erwachsene immer wieder von einer Schule geträumt hatte. Aus der Hausfrau wurde eine Geschäftsfrau. Und noch dazu eine sehr erfolgreiche. Innerhalb kurzer Zeit konnte ich mit der Schule in größere Räume ziehen, nach und nach Mitarbeiterinnen einstellen, meine Büroengel Petra und Isabella.

Durch organisatorisches Geschick und das Wohlwollen meines Chefs Herrn Martin wurde es mir auch ermöglicht, eine eigene Praxis mit in den Räumen der Schule unterzubringen und so beide Standbeine miteinander zu verbinden. Mein Leben veränderte sich von nun an rapide.

Der Tatsache, praktisch an der Quelle zu sitzen, verdanke ich den Umstand, in unheimlich viele Fachrichtungen, Heilweisen, Ansichten, Weltanschauungen Einblick zu erlangen.

Nun ist es wohl an der Zeit, das Resonanzgesetz zu erläutern. »Und so ist es mit allem im Leben, wenn man zu einer bestimmten Sache oder einer Person eine Anziehung, eine Resonanz hat, dann spürt man dies. Es ist da tief in der Seele ein kleiner Funke, der darauf hinweist: Hey, pass auf, das hat etwas mit dir zu tun! Das hast du zu dir in dein Leben gezogen, das ist und war schon immer ein Teil von dir. Das Resonanzgesetz packt jeden, den einen sanft, z.B. hört er am selben Tag drei verschiedene Personen von einem bestimmten Buch reden und wird ein bisschen aufmerksam. Und einen Tag später hat er es ›zufällig‹ in den Händen, einfach so beim Bummel durch die Stadt. Er blättert darin herum und hat den Wunsch, es zu kaufen. Und als er es sich zu Hause so richtig gemütlich macht und dieses besagte Buch liest, bekommt er den wichtigen Hinweis, die Erkenntnis, die sein ganzes Leben verändert. Das ist die sanfte Tour …«

Bei mir zeigte sich das Resonanzgesetz in Träumen. Jahrelang hatte ich denselben Traum. Ich war in einer Schule – als Erwachsene. Dieser mich so lange verfolgende, positive Traum endete an dem Tag, an dem ich zur Schulleiterin der Heilpraktikerschule wurde.

Nun klärt sich auch die Frage, wie es kam, dass die unsportliche Marion den Beschluss fasste, einen Marathon über die Chinesische Mauer zu laufen.

Ganz einfach: Auch dies ist ein Ergebnis des Resonanzgesetzes. Sport an sich war von jeher unheimlich uninteressant für mich. Ehrlich. Sportübertragungen im Fernsehen dienten lediglich als Einschlafhilfe, bis zu dem Tag X. Zufällig sah ich eine Sportreportage über einen Marathon. Und es blieb mir sprichwörtlich die Luft weg. Ich war so berührt, dass ich zitterte, schwitzte und weinen musste. Dies sorgte natürlich für Verwirrung, ich konnte diese Gefühlslawine einfach nicht einordnen. Schnell jedoch war diese Situation vergessen. Und doch wiederholte sich ein solches Ereignis, als ich ein weiteres Mal auf das Thema Marathon stieß – wieder zittern, schwitzen und weinen. So verrückt es erschien, doch endlich fiel der Groschen: »O.k.; jetzt tu ich es selbst! Denn, wenn mich ein Marathon genauso interessieren und emotional berühren würde, wie wenn in der Wüste Gobi ein Sack mit Sand umfällt, dann hätte das Thema Marathon auch nichts mit mir zu tun. Das ist das Resonanzgesetz!«

Sportlich betrachtet begann nun das Kapitel, die Etappe Marathonlauf aktuell zu werden.

Ich meldete mich zu meinem ersten Halbmarathon, dem Trollinger Marathon, und auch gleich zu meinem zweiten in China auf der Chinesischen Mauer an. Organisiert von dem Extremsportler Wichart Hölscher.

Im Dialog mit Jessalia

meiner Geistigen Führerin, die mich schon seit vielen Leben begleitet …

Ich habe sie gefragt, weshalb ich unbedingt nach China und diesen Marathon auf der Mauer laufen möchte. Und dies war ihre Antwort:

Deiner Seele geht es im Grunde darum, ganzheitlich mit allen Sinnen zu erfahren, dass der Geist über die Materie herrscht. Das möchtest du spüren durch das körperliche Training und die Selbstdisziplin.

Es geht hier um ein Sinnbild, was deine Seele erfassen möchte. Geistiges herrscht über Materielles. Und das möchtest du an die Menschen weitergeben. Genau an dieser Stelle möchtest du die Menschen aufrütteln, ihnen bewusst machen, wie wichtig ein Ziel ist.

Dies dient dir dann auch als Grundlage, vielerlei zu erklären und die Menschen zu inspirieren. Und du wählst diesen Weg, die Erkenntnisse, die du dadurch erfährst, auch als Grundlage für dein künftiges Wirken, dein Schreiben, dein Nach-außen-Gehen.

Ja und es ist wichtig, dass du dich weiterhin ausrichtest auf dein Ziel: das, was dort vor deinem inneren Auge ist, ist nicht nur eine nette Vorstellung – eine ganz stimmige Idee, es ist tatsächlich das, was deiner Seele entspricht. Du wirst die Menschen informieren, sie wachrütteln und du wirst ihnen die Lehrerin sein, sie ein Stück des Weges an die Hand nehmen, sie abholen dort, wo sie sind, sie weitergeleiten. Wirst ihnen helfen die Theorie in der Praxis erfahren zu können.

Lehre deine Schüler Selbsterkenntnis und Selbstwahrnehmung und Selbstbestimmung. Die Erde ist ein Lebensraum, um den Seelen zu ermöglichen die Selbstmeisterschaft zu erreichen!

Einen Marathon zu laufen hatte viele Vorteile

Der lange Weg, bis es erst einmal so weit war und der Startschuss fiel, der erst mal gefasste Entschluss, das tägliche Training, die Selbstdisziplin, manchmal auch Schmerzen, manchmal auch Selbstzweifel – all diese menschlichen Gefühle holten mich fest auf den Boden von Mutter Erde zurück.

Denn Erdung war wichtig, die konnte ich gut gebrauchen.

Wenn ich lief, hörten meine Gedanken auf zu laufen und das Denken hatte Pause.

Dann spürte ich meinen Körper, bei jedem Schritt spürte ich meine Muskeln, wie der Schweiß meine Stirn kühlte, wie das Herz klopfte und die Luft, wie sie durch meine Lungen gepresst wurde. Ich spürte einfach, dass ich da war.

Hier auf dieser Erde, hier und in diesem Augenblick.

Und das war ein herrliches Gefühl. Und dann plötzlich sprach die Seele.

Sie ließ mich sortieren, sie ließ mich mein Leben überblicken.

Mir wurde bewusst, wer ich war, und vor allem, wer ich NICHT war.

Das war das Wichtigste. Wissen, wer und was ich nicht sein wollte.

Mir wurde klar, warum das Leben so einen bunt gemixten Cocktail an verschiedenen Erfahrungen liefert. Krankheit, Leid, Angst, Gewalt, Eifersucht, Neid, Geiz, Verrat, Hass, Mangel, Freude, Liebe, Wohlstand, Fülle, Gesundheit, Freundschaft, Mitgefühl, Leidenschaft, Zärtlichkeit, Treue, Glück … Das alles musste mit unserem »freien« Willen zu tun haben.

Den freien Willen, zu entscheiden, »was man ist« und »was man nicht ist«.

Was zu einem selbst, zum eigenen Leben gehörte und was nicht.

Wie sollte sich ein Mensch für die Freiheit entscheiden, wenn er die Gefangenschaft nicht kannte. Wie sollte sich ein Mensch für die Fülle entscheiden, wenn er den Mangel nicht kannte.

Mir wurde klar, auf seinem Lebensweg würde man um eine Selbstbetrachtung und Selbsterkenntnis nicht herumkommen.

Selbsterkenntnis erforderte Bereitschaft und Mut.

Den Mut, sich selbst zu erkennen, und zwar auf allen Ebenen des Seins.

Um mich selbst zu erkennen, musste ich tief in mein Seelenleben eintauchen. Ich musste meine Gefühle anschauen, die ich zum Teil gar nicht mehr kannte. Und dann bewusst entscheiden, wer ich sein wollte, und wer nicht.

Welche Gefühle die eigenen waren und welches alte Muster waren, die längst nicht mehr zu mir gehörten. Es gehörten Geduld dazu und Vertrauen. Gottvertrauen.

Schon das Orakel von Delphi sagte: »Mensch, erkenne dich selbst«.

Ich trainierte täglich, und kurz vor dem Lauf in China war ich so weit, dass ich täglich 5800 Stufen ohne Anstrengung laufen konnte, unsere »Weinbergstäffelchen vom Wartberg« hoch und runter.

Ich flog mit meinem Karlheinz nach China zum Marathon auf der Chinesischen Mauer.

Mein Traum in der Nacht vom 03. auf den 04.09.2009

(ein Tag vor dem Wettkampf)

Es war der Tag des Wettkampfes. Gemeinsam fuhren wir, die Reisegruppe, Karlheinz und ich, zum Startplatz an der Chinesischen Mauer.

Ich saß dort, kurz bevor es losging, auf einer Bank, Karlheinz neben mir und ich wollte mir meine Tapes ankleben (naturheilkundliche und sportliche Methode, mittels Klebestreifen die Bänder zu festigen).

Sie waren so zusammengeschnurzelt wie eine vertrocknete Weinbergschnecke. Das konnte ich also vergessen.

Jetzt wollte ich mir meine Knieschoner anlegen, doch sie waren zerrissen.

Ich hörte, wie Herr Hölscher (der Organisator dieses Marathons) zum Start des Laufes rief und langsam von zehn rückwärts zählte.

Ich bekam meine Schnürsenkel nicht geschnürt.

Der Startschuss fiel und ich hatte einen unmöglichen Knoten zu öffnen.

Alle liefen los, ich saß auf der Bank, Karlheinz neben mir und ich dachte:

»Macht ja nichts, ich hole schon irgendwie auf!«

Dann rannte ich los, wie eine Elfe.

Zuerst ging es viele saubere, gerade und gleich hohe Stufen runter.

Ich setzte mich auf die oberste Stufe und rutschte dann auf meinem Allerwertesten runter.

Mit einem riesigen Karacho – hoppeldi, poppeldi – ging es mit rasanter Geschwindigkeit durch so eine Art Tunnelsystem mit Irrgängen, die einfach im Nirgendwo endeten. Doch instinktiv rutschte ich immer den richtigen Treppengang weiter. Und ich holte schon die Letzten ein.

Das waren Herr Hölscher (der Organisator) und seine Frau Renate, die durch langsames Gehen das Schlusslicht der Marathongruppe bildeten.

Herr Hölscher meinte: »Ach je Marion, dein linker Turnschuh ist ja ganz eingedellt an der Ferse, das gibt Schmerzen mit der Zeit!«

Dann kam ich an ein verschlossenes Tor aus Holz, die anderen waren schon durch und schlossen es mir vor der Nase zu. Peng! Aber ich schaffte es, sie mit einem unheimlichen Kraftakt zu öffnen, und als ich durch war, gab es keine Stufen, sondern einen leicht aufwärts steigenden Grasweg.

Ich flitzte los, mit Leichtigkeit in einem Affentempo, dann ging es um eine Kurve. Ich sah immer mehr andere Läufer, allerdings musste ich immer nach dem Weg fragen, denn ich verstand das Wegesystem nicht, das teilweise mit Pfeilen ausgestattet war. Der Weg führte mich auf einen steilen Hügel und wieder musste ich dort oben nach dem Weg fragen. Ein junger Mann sagte mir, ich müsste den steilen Berg hinab, durch ein Stoppelfeld.

Kein Weg war da, nur wildes unbegehbares Stoppelfeld.

Ich sah einige Läufer, die sich langsam nach unten kämpften.

Da lachte ich und freute mich, nahm Anlauf und breitete die Arme aus, entfaltete meine Flitzeflügel und flog los! Ganz hoch, ganz schnell ließ ich mich durch die Luft gleiten, wie ein Adler. Ich bekam mit der Zeit einen Mordszacken drauf und zischte durch die Luft den Berg hinab.

Dort unten war ein kleines, blondes Mädchen, ca. 3 Jahre alt.

Ich flog so dicht an ihm vorbei, dass es sich durch den Sog meines Fluges ein paar Mal um die eigene Achse zwirbelte. Schnell sagte ich: »Nichts passiert!« – dann wachte ich auf.

Ausschnitt aus meinem Tagebuch

»Mensch, ich bin so aufgeregt! In meinem Bauch tanzen Kolibris – es fühlt sich fantastisch an! Eine freudvolle Symphonie aller Gefühle, die man sich nur vorstellen kann. Wenn es nicht albern wäre, würde ich jetzt hüpfen vor Glück. Noch eine halbe Stunde, die Zeit ging einfach nicht rum! Karlheinz war bei der Besprechung des Helferteams.

Ich wünschte mir:

- dass gutes Wetter ist
- dass ich durchkomme
- dass ich schmerzfrei bleibe
- dass ich genug Atem habe
- dass ich einen guten Platz erreiche
- dass es schöne Fotos werden
- dass Kalli mich am Ziel küsst und in die Arme nimmt, auch wenn ich total verschwitzt bin
- dass alle meine neuen Freunde gesund das Ziel erreichen,
- dass wir die Ärzte nicht brauchen
- dass dieser wunderbare Tag immer in meinem Herzen bleibt
- dass die Geistige Welt bei mir ist und mich unterstützt
- dass mein Traum von heute Nacht wahr wird und ich fliege wie ein Adler, laufe wie eine Elfenkriegerin und ›nicht auf dem Allerwertesten‹ die Stufen runterrutsche!
- dass Karlheinz stolz auf mich ist
- dass ich seine ›Heldin‹ bin
- dass ich meine Angst besiege
- dass ich mutiger dadurch werde
- dass ich meine Grenzen sprenge
- dass ich die Freiheit meiner Seele erreiche
- dass ich Marion werde – also mich selber finde

Ich werde bei jeder Stufe an Frieden denken, an Liebe und Hoffnung für alle!«

Der Lauf – 05. 09. 2009

Um 02:30 Uhr war meine Nacht zu Ende! Ich lag wach im Bett, ging mental den Lauf durch, überlegte, welche Gedanken ich bei jeder Stufe denken wollte. Es ist doch der Lauf meines Lebens! Den möchte ich bewusst erleben! Dann hatte ich die perfekten Gedanken:

- Licht – Liebe – Frieden
- Om nama shivaja
- Es atmet mich
- Es läuft mich

Ja, so wollte ich bei jeder Stufe mein Bewusstsein halten. Um 05:30 Uhr fuhr unser Reisebus vom Hotel aus los. (Insgesamt 2 volle Busse.)

Deutsche, Italiener, Chinesen, Holländer, Franzosen, Amerikaner, Schweizer, Österreicher.

Alle waren müde, niemand redete – oder waren alle so freudig angespannt, dass sie schwiegen? Gingen die anderen jetzt mental ihren Lauf durch?

Wir fuhren zwei Stunden. Unser Ziel Jinshanling liegt ca. 120 km nördlich von Beijing (Peking). Unser Busfahrer war ein sehr hupwütiger, in Deutschland würde man sagen »aggressiver« Fahrer. Wenn ich mich nicht so sehr auf meinen Lauf gefreut hätte, wäre ich vor Angst krank geworden.

Dort angekommen zogen wir Läufer uns um und die Helfer, auch mein Karlheinz, wanderten zu ihrer jeweiligen Verpflegungsstation.

Karlheinz war an Station 3 mit Martina eingeteilt. Auch eine chinesische Familie – Eltern und zwei Töchter – unterstützte sie.

Ihre Aufgabe war es, die Startnummern der Läufer abzuhaken, die Station 3 erreichten. Natürlich auch mit Getränken und Keksen zu versorgen und mit aufmunternden Sätzen die Läuferinnen und Läufer zu unterstützen.

Ich würde bei meinem Halbmarathon zwei Mal Station 3 besuchen, also zwei Mal Karlheinz umarmen und küssen. Meine Seelenverpflegung, da bräuchte ich keine Kekse.

Pünktlich um 09:00 Uhr auf die Sekunde ging es los! Ich reihte mich ganz hinten ein, wollte nicht überrannt werden, denn eines wusste ich: »Ich laufe meinen eigenen Stil, meinen eigenen Stiefel.« So, wie bei meinem täglichen Stufenlauf auf den Wartberg.

Alle sausten los, Stufe für Stufe. Und ich konnte mich glücklich schätzen nicht zu ahnen, wie unendlich lang die erste Strecke zu Station 1 war! Ich schaute immer auf die nächste Stufe → Licht, Liebe, Friede, ...

Aus den Augenwinkeln konnte ich erspähen, wie der Abstand zu anderen immer größer wurde. Alle liefen schneller und alle überholten mich → Om nama shivaja ...

Stufe für Stufe ging es weiter – unterschiedlich hohe Stufen – ganz flache, ganz hohe – auf manche konnte ich nur auf allen vieren krabbeln – auch eine wackelige Metallleiter war dabei, die von einem Wehrturm heraus auf den nächsten Abschnitt der Mauer führte. Manche Stufen waren zerbröselt und es war schwer, darauf Halt zu finden. Oft hielt ich mich an der Mauerwand fest.

Und irgendwann war ich alleine – egal – ich war bei meinen eigenen Gedanken → es atmet mich, es läuft mich ...

Und manchmal stellte ich mich hin und schoss ein Foto. Egal – ich hatte kein Zeitlimit. Und manchmal breitete ich die Arme aus und fühlte mich wie ein Adler. Und manchmal kämpfte ich mit den Tränen, weil ich so glücklich war. So nah bei Gott – so intensiv im Leben – so bewusst und so frei.

Und hiermit schwöre ich, ich musste nie mit meinem Atem kämpfen, hatte keine Schmerzen, wurde nicht müde → es läuft mich → hat mich gerettet.

Ich hatte himmlische Unterstützung. Und mein Körper war gut zu mir – hat mitgemacht – hat mich unterstützt. Zum Geburtstag schenkten mir meine Tochter und mein Schwiegersohn einen Laufgürtel – mit vier Trinkfläschchen. Das war auch eine Rettung für mich – bei jeder Station füllte ich Fläschchen mit Elektrolytgetränken, Wasser oder Cola – je nach Angebot. So war ich immer gut versorgt. Gegessen habe ich unterwegs nichts.

Die Verpflegungsstationen, insgesamt vier Stück, wurden von chinesischen Tagelöhnern nachts bzw. am frühen Morgen aufgebaut. Stühle, Tische, Sonnenschirme, Liegen, … alles war organisiert. Perfekte Organisation des Essens und der Getränke, weit über 100 Pokale und Urkunden hatten sie auf die Mauer geschleppt – einfach alles. Am Ziel warteten Masseure und für den Notfall standen zwei Ärzte bereit.

Während des ganzen Laufes schoss eine deutsche, professionelle Fotografin Bilder.

Also, die für mich ungeliebteste Strecke war die zu Station 1. Unendlich lang! Gefährliche Stufen, auch auf blanken Felsen, die steil nach oben in Stufen übergingen, waren sehr abenteuerlich. Ich war nur ein Viertel der Strecke zu Station 1 unterwegs, da kamen schon einige Läufer zurück. Als ich Georg zurückkommen sah, dachte ich naiv: »Oje, der Arme hat aufgegeben!« Dabei, so stellte sich später heraus, war er tatsächlich so schnell, er war bereits auf dem Rückweg!

Sehr schön war das Gefühl der Verbundenheit! Immer wenn ich einer Läuferin oder einem Läufer begegnete, wurde sich gegenseitig Mut gemacht, Komplimente wurden verteilt: »Super, toll, du schaffst es! Weiter so!«

Und das in vielen Sprachen.

Kaum hatte ich Station 1 erreicht und meine Fläschchen vollgetankt, machte ich mich zurück auf den Weg namens »Never ending Story«!

Den Mammutweg zurück bis zur Zentralstation. Von hier aus ging eine Mauerstrecke rechts ab zur Station 2. Das war die kürzeste. Hier kam die Metallwackelleiter aus dem Wehrturm auf den nächsten Mauerabschnitt. Ich war sehr überrascht und fand das auch sehr witzig. Selbstverständlich habe ich diese Leiter auch fotografiert. Ruckizucki war ich bei Station 2 – tankte und wieder ging es zurück zur Zentralstation. Jetzt kam mein Highlight. Die Strecke bis zur Station 3, wo mein Liebling wartete.

Es war die steilste und abgefahrenste Strecke des Laufes. So was kann man sich gar nicht vorstellen! Die Stufen zum Teil über 60 cm hoch, zum Teil so unbegehbar, dass ich mich an der Mauerwand festhalten musste, ich kam mir vor wie ein Cliffhanger.

Und oben – was soll ich sagen? Da bekam ich meinen Kuss! Karlheinz umarmte mich, obwohl ich klitschenass geschwitzt war. Als ich von Station 3 und Karlheinz zurück zur Zentralstation lief, wurde mir so richtig bewusst: »Jetzt das Gleiche noch mal! Ja, das schaffe ich!«

Als ich wieder bei der Zentralstation ankam, erfuhr ich, dass schon viele Läuferinnen und Läufer ausgestiegen waren. Jetzt war genau Halbzeit. Wieder ging es zur Station 1 – ohne Schmerzen, ohne Atemnot – ohne jegliche Beschwerden. Doch mit einem Unterschied – ich lief schneller.

Ganz automatisch. Und immer dachte ich nur meine bewussten Gedanken! Licht, Liebe, Frieden, Om nama shivaja, es atmet mich, es läuft mich.

Und ich breitete die Arme aus und wurde zum Adler, und ich war die Elfenkriegerin aus meinem Traum.

Und ich war glücklich, und ich war frei und ich war grenzenlos.

War eins mit allem – war Mauer, war Stufe, war Himmel, war eine Seele mit allen Läuferinnen und Läufern.

Als ich letztendlich wieder bei Station 3 war, Karlheinz mich wieder in seine Arme nahm, hatte ich es fast geschafft.

Ich schaute auf die Uhr: »Wenn ich es schaffe in 10 Minuten am Ziel zu sein, war ich schneller als beim Trollingermarathon in Heilbronn.«

Dieser Gedanke verlieh mir Flügel, da brauchte ich kein Red Bull.

Und ich schaffte es! 4 Minuten schneller als der Trolli-Marathon. Überglücklich lief ich ins Ziel – alle jubelten – es war ein herrliches Gefühl. Das werde ich mein ganzes Leben lang in meinem Herzen tragen. Wow!

Bei der Siegerehrung, jeder bekam einen Pokal und eine Urkunde, wurde ganz klar: Ich war auf dem 3. Rang des Frauen-Halbmarathons!!!

Das bedeutete: Ich war eine Siegerin! Als ich nach vorne gerufen wurde – Herr Hölscher mir gratulierte –, hüpfte ich vor Freude und Herr Hölscher musste so lachen und hüpfte mit mir mit! Karlheinz machte Fotos davon und auf einem Bild schwebe ich in der Luft. Herrlich!!

Es war ein Wunder! Nie hätte ich gedacht, dass ich die 3. werden könnte. Ich lief doch so langsam, war meistens alleine unterwegs, die anderen rannten voraus! Waren voll trainiert, auf die übliche Art einen Marathon zu laufen. Ich aber war darauf trainiert, Stufen zu gehen. Das war wohl das Geheimnis meines Erfolges. Ich zog mein eigenes Tempo durch, das gleiche wie bei meinem Treppentraining auf dem Wartberg. Und noch ein Wunder: Kein Muskelkater quälte mich am nächsten Tag. Keine Knieschmerzen und sonstige Zipperlein.

- Herrlich, ich war eine Siegerin und Karlheinz war sehr stolz auf mich.
- Es war trockenes Wetter.
- Alle kamen ohne Schmerzen und Verletzungen zurück.
- Wir brauchten die Ärzte nicht.
- Ich habe meine Grenzen gesprengt!

Alles, was ich mir einen Tag vorher wünschte, ging in Erfüllung!

Die Seele

Über die Jahrhunderte und Jahrtausende haben sich die Menschen Gedanken über die Herkunft der Seele gemacht, es sei denn, sie waren gerade mit anderen Dingen beschäftigt: Jagen, Kämpfen, Kriege führen oder in der jüngeren Zeit mit Computerspielen und Talkshows im Fernsehen.

Die Seele, sie scheint ein tiefes Geheimnis des Glaubens zu sein, ist der Naturwissenschaft, wie wir sie kennen, nicht zugänglich. Die Naturwissenschaft kommt in ihrem Forschen ohne Seele und auch ohne Gott, Engel, Geistige Helfer und Schöpfung aus. Diese Begriffe sind für uns wissenschaftlich nur über die Philosophie, Theologie oder über die Esoterik zu erreichen. Die Seele in Raum und Zeit, das sind wir selbst, ja wir! Und Gott ist in uns. Und wir sind ein Teil von Ihm. Erkannt werden kann das aber nur durch den Glauben und das Erfassen.

Und genau das ist es ja, was wir über den Sinn des Lebens, das Warum, Wieso und Woher und Wohin erkennen sollen. Jeder für sich selbst. Jeder auf seine Art und jeder in seinem eigenen Tempo. Anlesen kann sich das ein Mensch leider nicht – Selbsterfahrung und Selbsterkenntnis heißen die Zauberwörter!

Ich selbst stand dieser ernsthaften Frage schon als Dreijährige gegenüber! Im Garten beim Schaukeln. Ich schaute auf meine kleinen Finger und stellte mir die Fragen: »Bin das ich? Das ist meine Hand? Ich bin Marion? Warum bin ich hier? Schaukel – warum heißt die Schaukel – Schaukel?« Und so weiter … Und bei der Frage um mein ›ICH bin‹ wurde mir ein komisches, ja fast elektrisches Gefühl in der Bauchgegend zuteil. Heute weiß ich, dass es sich um den Solarplexus, ein wichtiges Energiezentrum, handelte.

Witzigerweise kann ich das heute noch, ich meine damit, wenn ich auf meine Hand sehe und mich frage: Bin das ich, lässt sich immer noch das elektrische Gefühl in meinem Solarplexus nieder.

Versuchen Sie das doch auch mal!

Der Mensch ist ein primär Geistiges Wesen. Seine Körperlichkeit ist dem Geist untergeordnet. Ich meine damit, dass die meisten Menschen den Körper als ihr Ich bezeichnen, sich damit identifizieren. Oder der Mensch denkt, er sei das, was andere von ihm denken, er sei das, was er erreicht hat – oder nicht erreicht hat, wie ein dickes Bankkonto, ein Haus, ein Auto – Sie wissen, was ich meine.

Manche denken, Jugend, Gesundheit, ein schöner Körper ist das Nonplusultra.

Der Körper ist lediglich das Vehikel für unsere Existenz auf dieser Erdenreise, die jetzige Inkarnation. Unsere Existenz beginnt nicht erst mit unserer biologischen Geburt und sie endet nicht mit dem Tod unseres irdischen Körpers, unseres Vehikels. Durch den Mantel des Vergessens erinnert sich der Mensch meistens nicht, woher er eigentlich gekommen ist, und er weiß meistens genauso wenig, wohin er geht.

Tatsache ist, dass er sein Leben einer Geistigen Energie verdankt.

Am Anfang unseres Lebens tauchen wir in den Strom der Zeit ein, am Ende des Lebens tauchen wir wieder auf in die Überdimension, das heißt in die Ewigkeit. Dort gibt es keine Zeit, keine Uhren, die haben wir Menschlein erfunden.

Die Seele kann im Körper des Menschen nicht gefunden werden, auch wenn man noch so lange mit unseren wissenschaftlichen Methoden danach sucht. Und schon gar nicht im Körper, sondern … dazu komme ich an anderer Stelle. Die Seele ist nicht mit den Sinnen zu messen, sondern nur an ihren Werken, an ihrer Freiheit und Gottbezogenheit zu erkennen.

Zur Erkennung bedient sich die Seele der Sinne.

Dazu gehören nicht nur die bekannten fünf äußeren Sinne (Sehen, Hören, Riechen, Schmecken, Tasten), sondern auch die inneren Sinne wie Informationssysteme (Genetik, Nervensystem, Hormonsystem), Reparatursysteme und Abwehrsysteme. Körper und Sinne bilden den Leib des Menschen. Das hat er mit dem Tier gemeinsam. Damit ist Leben möglich. Darüber hinaus hat der Körper eben nun mal auch eine Seele. Und diese Seele befähigt den Menschen zum bewussten, kreativen, freien Leben. Ebenso kann man zwar die Konstruktion und die Funktionen des menschlichen Leibes, die für das Leben, also die Umsetzung der Vermögen der Seele in der Wirklichkeit, nötig sind, erforschen und begreifen, nicht aber die Seele selbst. Sie ist kein Organ des Leibes, sie besitzt keinen bestimmten Ort im Leib, sondern bildet eine Einheit mit dem Leib.

Der Tod beendet nicht nur das Leben, mit dem Tod ist das Leben des Menschen für die Ewigkeit vollendet. Das menschliche Wesen selbst befindet sich in einem kaum bewussten Kontinuum von der Geburt bis zum Tod.

Der Mensch ist ein vierdimensionales raumzeitliches Wesen, das in einem dreidimensionalen Raum lebt.

Wir alle sind keine Menschen, die versuchen sollten, Spiritualität zu erlangen, dem Geistigen zuzustreben, sondern wir sind Geistige Wesen, die lernen wollen und sollen Mensch zu sein. Wir haben uns freiwillig gemeldet eine Runde »Mensch ärgere Dich nicht« zu spielen. Und das im wahrsten Sinne des Wortes!

Freiwillig ist das Schlüsselwort!

Stellen Sie sich doch einmal Folgendes vor, aber bitte verstehen Sie das nicht als Dogma, sondern nehmen Sie für sich nur das heraus, was Sie sich vorstellen und auch annehmen können:

so richtig harmonisch, alles reinste und feinste Energie, Sanftheit und Vollkommenheit. Einheit, All-Eins-Sein, OM und Nirwana … Wo bleibt denn da die Entwicklung, der Reiz, das Sich-Erkennen … die Selbsterkenntnis?

Und so traten ein paar Revoluzzer vor Gott (ja, Sie gehören auch dazu, sonst wären Sie nicht hier und würden das gerade lesen) und Sie baten ihn um Weiterentwicklung, um Erkenntnis und Erfahrung. Ich denke, Gott gefiel das. Denn da wir ein Teil von Ihm sind, hatte er die wunderbare Möglichkeit, sich durch uns zu erleben. Ich stelle mir das immer so vor:

Gott ist wie eine Hand und wir Menschen sind die Finger. Alles zusammen ist eben eine perfekte Hand – eine Einheit.

Und so erlaubte Gott uns ins Rad der Wiedergeburt einzusteigen, um Erfahrungen, Erkenntnisse und Selbsterkenntnis zu ermöglichen.

Und weil jeder einzelne Mensch seine eigenen Erfahrungen machen wollte, musste Gott sich was einfallen lassen.

Und das tat er. Er machte jeden zu einem Individuum, trennte uns von dem Geistigen. Er gab uns die Möglichkeit, uns energetisch aus der Geistigen Welt zu lösen, und gab uns dazu eine Seele.

Sehr schön, nun haben wir Geist, aus dem wir gewoben sind, eine Seele, die uns zum Individuum macht, doch wo bleibt der Körper. Sie wissen, wir bestehen aus Körper, Geist und Seele.

Unser guter alter Albert Einstein könnte das sehr gut erklären: alles was existiert, was man anfassen kann, jede Art von Materie besteht aus vielen kleinen schwingenden Atomen.

Und diese vielen kleinen Atome müssen ja irgendwie in eine Form gebracht werden, es muss ja alles einen Sinn haben, ich, Marion, und Sie selbst können ja nicht aus einem Schwarm Atome durch das Zimmer schwirren und keiner weiß, welches Atom zu wem gehört!

Und nun kommt unsere Seele ins Spiel! Die Seele scheint ein elektrisches Feld zu sein, das diese Atome zusammenhält.

1937 entwickelte das sowjetische Forscherehepaar Semjon und Walentina Kirilian ein Verfahren, um elektrische Felder sichtbar zu machen.

Diese Technik nannte man Kirilianfotografie.

Die elektrischen Felder um Materie herum nennt man Aura.

So haben die beiden viele Experimente mit ihrer Kamera gemacht, zum Beispiel hielten sie die Kamera auf einen Zweig. Die Kamera zeigte, dass zuerst die Form eines Blattes als Aura sichtbar wurde und erst später die Materie quasi hineinwuchs.

Wenn man sich nun vorstellt, dass die Aura, unser elektrisches Feld, all unsere Atome und unseren Körper formt und zusammenhält, unsere Materie formt, kommt man zu dem Schluss: die Seele ist um uns. Und nicht in uns.

Wir bestehen aus Energie. Aus Geistiger Energie, aus elektrischer Energie und atomarer materieller Energie.

Da Energie in der Physik als unzerstörbar definiert wird, erklärt sich auch damit die Unsterblichkeit der Seele. Wir sind somit an einem Punkt in der Evolution angelangt, der die Physik- und Naturwissenschaft zu einer Synthese mit der Religionswissenschaft vereint.

Ein Ausflug ins Jahr 1939 und seine Folgen

Ich hatte in Stuttgart eine zweijährige Ausbildung zur Reinkarnationstherapeutin gemacht. Ich war schon immer von der Unsterblichkeit der Seele überzeugt und suchte für mich den Beweis durch Eigenerfahrung, und wer weiß, dachte ich, vielleicht könnte ich auch eines Tages anderen Menschen damit helfen.

Im Laufe dieser Ausbildung musste man natürlich auch praktische Übungen machen, was wir taten, indem wir Schüler uns gegenseitig in frühere Leben zurückführten.

Was da passierte:

Meine Kommilitonin führte mich in ein früheres Leben, und da war ich ein 19-jähriger, sanfter, philosophischer junger Mann. Blond, hübsch, blaue Augen.

Ein Freigeist und Künstler – heute würde man es vielleicht einen Softie nennen.

Ich war der Sohn einer angesehenen Hotelfamilie und mein Name war Karlheinz.

Es war ein wunderschönes Hotel, direkt am Meer, ein großes Fachwerkhaus.

Meine einzige Schwester, die Lissi, war meine große Seelenliebe.

Wir waren äußerst vertraut miteinander, haben uns ausgetauscht über Musik, Philosophie, wir waren uns einfach sehr nahe – ein tolles Geschwisterpaar.

Eines Tages kam der Bescheid, dass ich in den Krieg muss.

Es war das Jahr 1939. Ich wurde einberufen. Für mich brach die ganze Welt zusammen.

Ich war Pazifist, ich war gegen Waffen, Gewalt, das Töten.

Es war furchtbar für mich, ich fühlte mich schrecklich und verzweifelt.

Und als es dann so weit war, hatte ich in großem Abschiedsschmerz meine Schwester Lissi umarmt und ihr dabei gesagt: »Lissi! Aus dieser Scheiß-Hölle komme ich nicht mehr zurück.

In dieser Hölle mach ich nicht mit.« Wir beide weinten sehr und ich ging.

Die nächste Szene, die ich dann im Laufe dieser Rückführung erlebte, war die folgende:

Ich befand mich mitten im Kampfgeschehen in Frankreich, 1940. Ich lag mit Kameraden in einem Schützengraben.

Das Feuergefecht um uns herum tobte und ich hatte schreckliche Angst.

Solche Angst, die sich nicht beschreiben lässt.

Neben mir lag ein weinender Kamerad, der nach seiner Mama rief, ein anderer war schon tot, ein weiterer hatte die Kontrolle über seine Blase verloren und nässte sich ein, wieder ein anderer entleerte seinen Darm, der letzte weinte und wimmerte.

Wir alle waren in Todesangst – von wegen Helden!

Plötzlich packte es mich, ich dachte nur noch:

»Nein! Nein! Nein! Ich mach das nicht mit!!!«

In meiner Panik sprang ich auf, warf mein Gewehr weg, die Arme weit aufgerissen schrie ich mit überschlagender Stimme:

»Nein! Bei dieser Hölle mach ich nicht mit!« und hörte nur noch einen lauten Knall.

Der Splitter einer Granate traf mich am Hals und ich starb.

So weit die Rückführung.

Nach diesem Schultag fuhr ich dann, wie immer, mit dem Zug zurück von Stuttgart nach Heilbronn, wo ich lebte, und ich fühlte mich richtig gut und locker, lässig, die Welt war in Butter.

Doch als ich dann nach Hause kam und mir mein geliebter Mann, der für mich eigentlich der schönste Mann auf der Welt ist, die Türe öffnete, sah ich ihn an und dachte wortwörtlich:

»Wenn dieser alte, hässliche Kerl mich jetzt küsst, dann muss ich mich übergeben.« Und dann bin ich furchtbar erschrocken!

Wie konnte ich nur so etwas denken! Das ist doch nicht normal, dass ich so was denke.

Ich liebte ihn doch. Doch dann kam der gleiche Gedanke wieder, dass es mir unmöglich wäre, ihn zu küssen. Es wurde mir klar, dass da etwas nicht stimmen konnte.

Ich hing noch immer fest in diesem alten Leben, das ich wenige Stunden zuvor »besucht« hatte.

Ich fühlte und sah noch alles aus der Perspektive eines 19-jährigen jungen Mannes und nicht mehr aus der einer damals 40-jährigen Frau.

Ich rief sofort bei meiner Ausbilderin in Stuttgart an und musste auch auf der Stelle noch einmal dorthin fahren. Die Ausbilderin persönlich kümmerte sich um mich und holte mich nun komplett zurück. Alles war wieder gut.

Einige Monate später, kontaktierte mich eine Bekannte. Sie leitete einen mobilen Pflegedienst für Senioren.

Sie meinte, es sei komisch, sie wisse nicht, weshalb sie ausgerechnet mich anriefe, doch sie kenne da eine alte Dame, die eine Gesellschafterin suchte.

Das heißt, jemanden, der mit ihr Tee trinkt, sich mit ihr unterhält, ihr vielleicht auch ein bisschen zur Hand geht. Ob ich nicht Lust hätte, das zu übernehmen.

Ich dachte darüber nach und nach Rücksprache mit meinem Mann sagte ich frohen Mutes zu.

Also fuhr ich kurz darauf nach Untergruppenbach zu dieser besagten Dame.

Ich klingelte, unwissend, was mich erwarten könnte, die Türe öffnete sich, ich ging die Treppe hinauf in den ersten Stock und sah dort eine alte, dünne Frau mit flaumigen Haaren.

Sie lächelte mich freundlich an.

Plötzlich überkam mich ein überwältigendes Gefühl, es war unbeschreiblich.

Ich dachte nur: Ich liebe diese Frau, ich muss sie in meine Arme reißen.

Ich konnte nicht sagen, weshalb das so war, und selbstverständlich widerstand ich diesem unheimlich emotionalen Drang.

Ich konnte ja schließlich diese scheinbar fremde Frau nicht

derartig überrumpeln und erschrecken. Es war sehr ungewöhnlich. Also folgte ich ihr nach einer netten Begrüßung in ihre Wohnung.

Sie hatte so eine Art »Linksdrall«, man hatte, wann immer sie lief, das Gefühl, sie würde jeden Moment nach links umkippen.

Wir setzten uns, tranken Tee und unterhielten uns und ich ließ den Blick durch das Zimmer schweifen.

Auf einer Kommode sah ich ein Foto stehen.

Auf dem Foto war ein blonder, junger Mann zu sehen. Als ich das Bild sah, fuhr es mir ins Herz und in den Bauch, ich erschrak!

Es war ein Foto von mir, als junger Mann, kurz bevor ich 1940 in Frankreich im Schützengraben umgekommen bin.

Das durfte doch nicht wahr sein.

Ich fragte sofort: »Wer ist denn der junge Mann auf diesem Bild?«

Sie antwortete wehmütig:

»Ach, das ist mein verstorbener Bruder, Karlheinz. Ja, er war meine große Liebe. Er fiel 1940 in Frankreich! Der hatte beim Abschied schon zu mir gesagt ›Ach Lissi, aus der Scheiß-Hölle komm ich nicht zurück!‹

Als ob er's gewusst hätte. Er kam nie zurück.«

Ich war total erschüttert. So durfte ich, als Marion, noch einmal die Schwester sehen, die ich als Karlheinz verloren hatte. Unglaublich!

Kurze Zeit darauf verstarb meine Exschwester.

Aber noch heute bekomme ich Gänsehaut, wenn ich daran denke, dass ich etwas so Schönes erleben durfte.

In fast allen großen Weltreligionen ist der Glaube an die Unsterblichkeit der Seele vorhanden.

Wenn man wirklich daran glaubt, ist manches in unserem Leben verständlicher.

Wenn wir erkennen, dass Dinge, die wir in diesem Leben erleben und erfahren, ihren Ursprung in einem anderen Leben hatten, so ist es viel leichter, damit umzugehen.

Es ist ein erstaunliches Phänomen, dass praktisch jeder Mensch solche Erinnerungen an längst vergangene historische Zeiten in sich trägt und sie sich bewusst machen kann.

Im Seelengedächtnis eines jeden, also in der Seele sind Erinnerungen aus längst vergangenen Leben, also früheren Inkarnationen gespeichert.

Swami Nabur

Ein paar Jahre später durfte ich wieder eine spannende Erfahrung machen:

Eine befreundete Yogalehrerin erzählte mir von ihrer Yogagruppe, die sich einmal in der Woche traf.

Sie fragte mich, ob ich nicht auch Lust hätte, Yoga kennenzulernen.

Ich war begeistert.

Und so begann ich regelmäßig Yoga-Abende zu besuchen und ich fühlte mich dabei immer sehr wohl, es war einfach klasse.

Komisch, dachte ich, ich hatte doch noch nie etwas für Yoga übrig und nun war ich Feuer und Flamme.

Aber es gibt ja bekanntlich keine Zufälle.

Eines Tages kam ein junger Mann dazu. Brunhard S., Spitzname »Prem«.

Als ich ihn das erste Mal sah, war mir sofort klar, dass ich ihn kennen würde. Ich hatte keine Ahnung woher, doch ich fühlte mich augenblicklich sehr vertraut mit ihm. Wörtlich dachte ich: »Juhu, endlich sehe ich dich wieder, wo warst du so lange?« – ohne diesen Gedanken wirklich begründen zu können.

Als wir nach dem Yoga unsere übliche Meditation machten, wie wir das immer taten, hatte ich plötzliche eine Vision:

Ich saß so da und – flush – war ich in einem ganz anderen Film.

Ich sah mich als Mönch in einem Kloster auf einem Berg.

Ich war jung, hatte den Kopf zu einer Glatze geschoren und trug ein rot-orangenes Gewand.

Die Landschaft war karg, die Luft war frisch und kühl. Ich war in einer Szene im Innenhof des Klosters mit vielen anderen jungen Mönchen.

Wir jungen Mönche saßen nebeneinander auf dem Boden, frontal zu einem Meister.

Wir meditierten, murmelten Mantras und neben mir saß ein jüngerer Mönch, mit dem ich herumalberte, natürlich immer nur, wenn der Meister nicht hersah.

Ich erkannte in diesem Mönch, der mein Freund war, meinen heutigen inzwischen besten Freund Prem. (Ein Freund und Kollege fürs Leben.)

Mein Name in dieser Vision war Swami Nabur. Swami bedeutet Mönch und Nabur war mein Name. Es war eine harmonische Atmosphäre. Doch genauso plötzlich, wie sie eingetreten war, genauso schlagartig war die Vision wieder weg.

Claudia erkannte mich wieder

Einige Wochen später meldete sich eine junge Frau bei mir, in meiner Funktion als Schulleiterin, zu einem Beratungsgespräch an. Sie hatte Interesse an einer Ausbildung zur Heilpraktikerin. Claudia.

Als sie mein Büro betrat, bekam ich sofort wieder dieses Gefühl, das ich schon bei Prem hatte – sie war mir unerklärlicherweise sehr vertraut und ich hatte das Bedürfnis, sie »wieder« in die Arme zu nehmen.

Selbstverständlich widerstand ich diesem. Ich kann ja meinen Impulsen nicht immer freien Lauf lassen. Im Nachhinein erzählte sie mir, dass es ihr bei unserer ersten Begegnung genauso ging.

Aber zurück zu diesem Beratungsgespräch. Ich hatte Claudia beraten, ihr alle Einzelheiten der Ausbildung erläutert, sie meldete sich auch prompt an.

Eine Woche später war ich mit zwei Freundinnen auf einem Mittelaltermarkt, als mir prompt Claudia über den Weg lief.

Sie besuchte mit ihrem Mann, verkleidet als Robin Hood, diesen Mittelaltermarkt in Bad Wimpfen.

Dieses Mal umarmten wir uns herzlich zur Begrüßung. Wir waren wohl beide ein wenig überrascht über diese einvernehmliche emotionale Geste, doch fortan begrüßten wir uns, wann immer wir uns begegneten, auf diese herzliche Art. Es fühlte sich einfach richtig an.

Da ich nicht nur als Schulleiterin arbeitete, sondern auch manchmal selbst unterrichtete, kam es, dass ich mit meiner Samstagsklasse auf Wunsch der Schüler einen Reinkarnations-Workshop abhielt.

Es durfte sich jemand freiwillig melden, den ich in ein früheres Leben zurückführen würde, während die anderen dabei zuschauen durften.

Claudia stellte sich zur Verfügung. Sie sagte, das Thema, das sie gerne bearbeiten würde, wäre, weshalb sie eine so kämpferische Natur wäre, was ihr auch in beruflicher Hinsicht nicht immer zugutekäme. Sie hatte deshalb mitunter Probleme mit ihrem Chef.

Tatsächlich kam sie dann bei der Reinkarnation auch in einem Leben an, in dem sie Gladiator war. Sie war verantwortlich für ihren kleinen Bruder, da beide Elternteile tot waren.

Sie musste kämpfen – in jeder Hinsicht –, um ihr eigenes Überleben sowie das ihres Bruders zu gewährleisten.

Wir lösten sämtliche Traumata in der Reinkarnationssitzung auf.

Doch ganz plötzlich sagte sie: »Oh! Jetzt bin ich plötzlich woanders. Ach, geht es mir gut. Es ist alles so friedlich! Wunderschön!«

Ich stellte ihr Zwischenfragen – wo sie sich befinde, sie sollte die Umgebung beschreiben.

»Ich bin auf einem Berg. Ich bin ein Mönch. Ich habe eine Glatze und orangefarbene Kleidung an.«

Ich bekam eine Gänsehaut, denn sie beschrieb ganz genau, wie ich als Swami Nabur ausgesehen hatte.

Ich fragte sie: »Kennst du einen Swami Nabur?« Und sie bejahte. Ich fragte sie, wer Swami Nabur denn sei, und sie antwortete: »Das ist mein Meister!«

Ich forderte sie auf, zu ihm zu gehen und ihn anzusehen.

Sie sagte: »Ich bin nun bei ihm, ich kann ihn sehen!« »Schau ihm in die Augen! Erkennst du diese Seele wieder?« Daraufhin meinte sie: »Ja! Das bist du!«

Die ganze Schulklasse hatte es nun mitbekommen. Claudia war in dieser Inkarnation mit Prem und mir als Mönch Nabur, später als Meister zusammen. Wir hatten uns wiedergefunden. Und von Anfang an gespürt, dass wir uns kennen.

Wie alles begann

Ich durfte in meinem Leben seit frühester Kindheit schon viele merkwürdige Dinge erleben, seien es Visionen, Jenseitskontakte, Aura sehen, Kontakte mit meiner Geistigen Führung Jessalia. Als ich als junge Frau in Meditationen so richtigen Kontakt mit der Geistigen Welt bekam, war ich dermaßen überglücklich und übereifrig. Ich öffnete mein Herz und meine Seele und sagte laut: »Ja, ich bin bereit! Was ist meine Aufgabe?« Und ich bekam sogleich eine Antwort, eine Antwort, über die ich nicht gerade begeistert war: »Jetzt ziehe erst einmal deine Kinder groß.«

Na toll! Nun durfte ich geschlagene 20 Jahre warten.

In der Geistigen Welt sind schlappe 20 Jahre nicht mal einen Hauch eines Wimpernschlags lang.

Nichtsdestotrotz besuchte ich viele Seminare und machte viele Ausbildungen im Geistigen Heilen. Doch irgendwie, ja es war komisch, hatte ich das Gefühl, alles schon zu wissen.

Ganz tief in meinem Inneren kannte ich schon alles. Es war so, als müsste ich mich nur daran erinnern. In meiner letzten Ausbildung, die ich im Geistigen Heilen besuchte, war ich frustriert.

Bei der Abschlussmeditation dieser Ausbildung betete ich insgeheim zu Gott:

»Lieber Gott, bitte schicke mir einen Lehrer, wo ich mehr lernen darf, ich kenne dies hier doch schon alles!«

Und peng, bekam ich eine Vision:

Ich sah vor meinem inneren Auge, wie ich mit Natascha, meiner Freundin, die mich bei dieser Ausbildung begleitete, nach Hause fuhr.

Wir fuhren auf der Autobahn.

Die Autobahn war dreispurig.

Der Verkehr begann zu stocken.

Die Autobahn machte eine leichte Rechtskurve.

Nach der Kurve stand ein Polizeiauto auf der Standspur. Auf der Rückscheibe dieses Polizeiautos stand in Leuchtschrift: Achtung Stau!

Und peng, war die Vision auch schon wieder vorbei!

Na toll! Was war das? Ich erzählte es meiner Freundin und die reagierte erschrocken: »Meinst du, uns passiert da was? War das eine Warnung?« Ich beruhigte sie, nein, es war kein bedrohliches Gefühl dabei.

So fuhren wir nach Hause. Natascha fuhr, ich war Beifahrerin. Zum Glück.

Wir fuhren auf die Autobahn.

Die Autobahn war dreispurig, der Verkehr begann zu stocken. Die Autobahn machte eine leichte Rechtskurve.

Da sagte ich zu Natascha: »Ha, ha, jetzt fehlt nur noch das Polizeiauto!«

Und was denken Sie? Ja, da stand es. Leuchtschrift: Achtung Stau!

Dann sprach eine Stimme zu mir, eine männliche.

Sonderbar, sonst hörte ich nur die glockenklare Stimme von Jessalia.

»Nimm einen Stift.« – »Natascha, ich soll einen Stift nehmen!«

Zum Glück standen wir im Stau und Natascha kramte nach einem Stift in ihrem Handschuhfach.

Zitternd gab sie ihn mir, ich hatte inzwischen meinen Block aus der Tasche geholt.

»Ab sofort bist du der Lehrer.

Die Ausbildung heißt: Ausbildung zum/r AMH-Astralmetaphyschen Heiler/in.«

Was für ein abgespaceter Name! Glauben Sie mir bitte, ich bin vom Sternzeichen her eine Jungfrau, so würde ich niemals eine Ausbildung nennen!

»Schreib! Inhalt der Ausbildung:«

Und ich schrieb und schrieb und schrieb.

Letztendlich brauchte ich für die Vorbereitung der Ausbildung geschlagene 9 Monate.

Kurz vor Beginn wagte ich die Geistige Welt zu fragen:

»Ich soll doch die Schüler einweihen. 7 Einweihungen. Brauche ich davor nicht selbst eine Einweihung?«

Die Antwort kam sofort.

»Du willst eine Einweihung?«

»Ääh! Ja.«

Was dann geschah, lässt sich nicht so einfach beschreiben.

Ich hatte das Gefühl, als würde mir ein glühendes Schwert ins Kronenchakra gestoßen, bis runter ins Wurzelchakra. Von dort aus stieg eine golfballgroße Energiekugel durch alle Chakren in der Mitte meines Körpers die Wirbelsäule entlang hoch und manifestierte sich in meinem dritten Auge zwischen meinen Augenbrauen.

Zwei Wochen lang spürte ich einen enormen Druck in meiner Stirn. Als dieser Druck nachließ, hatte ich auf der Stirn ein Zeichen, wie eine lila Flamme, die sich absolut nicht wegschminken lässt!

Naja, da hatte ich es! Das hat man davon, wenn man den Mund zu voll nimmt.

Danach war alles anders. Es schien, als seien die 20 Jahre Mutterschutz vorbei; ich durfte endlich loslegen.

Der Tag des ersten Ausbildungszyklus 2006 stand kurz bevor und ich hatte gewaltig die Hosen voll! Wie solle ich denn einweihen?

Morgens noch am ersten Tag der Ausbildung saß ich mit meinem Mann beim Frühstückskaffee und jammerte: »Schatz, ich weiß immer noch nicht, wie ich einweihen soll!«

Ich möchte Ihnen kurz was erklären: Ich habe eine Bezeichnung für Menschen, die sich nichts zutrauen und sich anstellen. Den Begriff: Nasenbär. Er bedeutet nur für mich: stell dich nicht so an, du kannst das doch gut!!!

Nun war der erste Tag und zu meinem Schrecken hatte sich zur Ausbildung ein Engelmedium angemeldet!

Die Karin.

»Ach du Schreck! Die ist bestimmt besser als ich! Der kann ich bestimmt nichts beibringen! Die weiß doch bestimmt mehr als ich!«

Am zweiten Tag der Ausbildung bemerkte ich, dass Karin mich immer so komisch ansah!

»Was hat sie denn, was guckt die mich immer so komisch an?«, dachte ich.

Gegen Ende des dritten Tages sprach sie mich an: »Marion, kann ich mal kurz mit dir sprechen« »Jetzt kommt's!«, durchschoss es meine Glieder und die Knie wurden mir weich!

»Weißt du, ich habe schon seit dem ersten Tag eine Botschaft für dich, aber ich habe mich nicht getraut es dir zu sagen. Es ist eine so komische Botschaft und ich weiß nicht, ob du etwas damit anfangen kannst?« »Was sollst du mir sagen?« .... »Ähh, also die Botschaft lautet: Ein lieber Gruß und du seist ein Nasenbär!«

Ich brach in Jubel aus, lachte und tanzte vor Glück!

Seit 2006

biete ich diese einjährige Ausbildung in Geistigem Heilen sehr erfolgreich in vielen Städten Deutschlands an. Die Geistige Welt unterstützte mich bei jedem Seminartag und schickte mir auch bald himmlische Unterstützung in Menschengestalt.

Meine Alex.

Alex ist zart wie ein Schmetterling und stark wie ein Bär (kein Nasenbär).

Alex ist ein Engel und eine Freundin. Sie begleitet mich bei vielen Ausbildungen und hilft, wo sie nur kann.

Als ich eines Tages selbst einmal wegen einer unschönen Diagnose bei meiner Mutter ratlos und verzweifelt war, suchte ich sie auf. Ich jammerte ihr mein Leid vor und sie sagte nur: »Ach was, das wird schon wieder! Da, trink einen Tee!«

Sie hatte Recht, so einfach ist das Leben. Die Alex ist der einzige Mensch, den ich persönlich kenne, der die spirituellen Gesetze in Tat tagtäglich umsetzt.

Ich habe bei ihr das Gefühl, sie schon ewig zu kennen.

Wir haben die gleichen Aurafarben, das gleiche Leuchten in unseren Augen – Seelenschwestern eben.

Die AMH-Astralmetaphysische Heiltechnik

Worum geht es beim Astral-Metaphysischen Heilen?

Um diese Frage zu klären, wenden wir uns zunächst den Begrifflichkeiten zu:

Die Metaphysik (griechisch: »meta« = jenseits, über) ist die philosophische Lehre von den letzten Gründen und Zusammenhängen des Seins.

Die Metaphysik ist die Lehre vom Ursprung allen Seins!

Für alles, was ist, gibt es eine erste Ursache, und diese ist entweder göttlichen oder menschlichen Ursprungs, eine göttliche oder menschliche Idee.

Metaphysik ist aber auch die Lehre und das Wissen um die Existenz und um die Wirkweise von Geistigen Prinzipien, Wesenheiten oder Energien.

Ein wichtiger metaphysischer Grundsatz lautet:

Mens agitat molem = Der Geist gebietet der Materie!

Dass dies so ist, möchte ich anhand von einigen Beispielen erläutern:

Wenn wir Menschen etwas erschaffen, so haben wir zuerst eine Idee von dem, was wir erschaffen wollen.

Es ist dabei egal, worum es sich handelt, es kann ein einfacher Gegenstand, wie z.B. ein Hammer, ein Tisch oder eine Vase sein, es können aber auch komplexere Dinge wie ein Haus, eine Symphonie oder ein Auto sein.

Da ist also zuerst die Idee, welche zunächst noch eine vage Vorstellung von etwas ist, dann arbeitet man an der genaueren Planung, macht vielleicht verschiedene Entwürfe, und wenn man mit dem Entwurf zufrieden ist, so hat man danach den Willen zur Realisierung der Idee.

So entsteht ein morphogenetisches Feld, wie es modern ausgedrückt heißt.

Bis zur tatsächlichen Realisierung bedarf es natürlich noch einiger anderer Dinge. Aber im Prinzip funktioniert es genau so.

Ein weiterer Grundsatz besagt:

Wie unten, so auch oben!

Daher nehmen wir an, dass das göttliche Erschaffen ähnliche Prinzipien hat.

Das Schöpfen – Erschaffen bezieht sich aber nicht nur auf materielle, sondern auch auf Geistige Dinge.

Ideen und Wünsche, aber auch Befürchtungen der Menschen können sich realisieren, und so erschaffen wir durch unseren Glauben, unser Denken und durch unser Tun oder unser Unterlassen unsere Realität.

Es sind aber nicht nur unser bewusster Glaube oder unsere bewussten Gedanken, sondern auch vielfach unsere unbewussten Annahmen, dass etwas so sei oder dass es so geschehen werde, für das Zustandekommen einer Sache bzw. eines Ereignisses verantwortlich. Dazu passt der Satz:

»So wie Ihr befürchtet, so wird Euch geschehen!«

Für mich, nach meinem Glauben, ist Gott in allem.

Das heißt, er ist in jedwedem Geistigen Wesen und in jedweder materiellen Manifestation einschließlich der Pflanzen, Tiere und Menschen.

Ich möchte ausdrücklich betonen, dass diese Art zu glauben und zu denken nicht meine Erfindung ist.

Diese Art des Glaubens ist sehr alt, sie entspricht dem schamanistischen bzw. dem magischen Weltbild.

»Alles wirkt auf alles, alles schwingt und alles strahlt!«

Wenn man medial ist, also metapsychische bzw. parapsychische Fähigkeiten schon bewusst bei sich erlebt hat, dann weiß man, dass es sich wirklich so verhält.

Fortschritt im metaphysischen und spirituellen Sinn ist die Erhöhung des Grades der Bewusstheit!

Astral wird im Duden folgendermaßen erklärt:

Die Gestirne betreffend, zu ihnen gehörend, von ihnen stammend. Von griechisch astron, »Stern«, lateinisch, astralis, »sternartig«. Und was bedeutet nun »Astral-metaphysisches Heilen«?

Die Fähigkeit des AMH®Astral-Metaphysischen Heilers

besteht darin, in Kontakt mit einem höheren Bewusstseinsprinzip zu sein.

Er baut einen Kanal auf in die Geistige Ebene und von dort aus kommt dann die Hilfe, die der Patient bzw. Klient zur Heilung braucht (Geistige Heilung).

Seien es Geistige Ärzte, aufgestiegene Meister, Engel, Schamanen, die verstorbene Oma und so weiter.

Wer da denn so kommen soll, darf ein seriöser Heiler nicht selbst bestimmen, denn sonst würde er aus dem Ego heraus handeln. Wer aus dem Ego heraus handelt, manipuliert!

Fortgeschrittene Heiler können tatsächlich wahrnehmen, wer da denn (mit) heilt!

Dazu möchte ich an anderer Stelle ein nettes Ereignis erzählen.

Der Heiler selbst lernt, heilende Energieströme bewusst und gezielt aufzunehmen und weiterzuleiten, und zwar mit den Händen und mental.

Vor allem mental. Sie können sich gar nicht vorstellen, was man alles mit Gedankenkraft erreichen kann.

Die Geistige Welt channelte dazu:

Hier die Techniken für den Heiler, die Heilerin .... es sei beabsichtigt den Heiler so zu beschäftigen, mental und energetisch – damit er eben beschäftigt sei und in seinen Möglichkeiten mitwirkt und Ruhe gibt, damit getan werden kann, was nötig sei für die Seele.

Der Heiler und die Heilerin brauchen für eine Behandlung ca. 45 Minuten, sie reinigen den physischen Körper, den Emotionalkörper und den Mentalkörper mit einer speziellen mentalen Technik.

Interessanterweise können die Heiler mit dieser Technik genauestens wahrnehmen in welchem Bereich, in welchem Organ, in welcher Ebene (physisch, emotional oder mental) Blockaden sind.

Die Heiler haben die Fähigkeit, das Ego des Klienten zu harmonisieren, so dass es einer Heilung nicht im Wege steht. Wie oft funkt das Ego so manch einem dazwischen, will nicht, dass man gesund wird, da die Krankheit doch auch so viele Vorteile hat! Krankheiten dienen als Ausrede, irgendetwas nicht tun zu müssen, »bin ja so krank und schwach«! Oder: »wenn ich krank bin, werde ich von meinen Lieben beachtet …«.

Die Chakren werden gereinigt, gestärkt und entfaltet. Entfaltet sogar auf das Dreifache der normalen Größe! So können vor allem die gespeicherten Glaubenssätze, Minderwertigkeitsgefühle, psychische Blockaden, Ängste und Traumen aus der Vergangenheit losgelassen werden. Was denken Sie, was noch geschieht, wenn die Chakren, die Energiezentren des Körpers, von der Geistigen Welt als »Sinnesorgane der Seele« benannt, um das Dreifache anwachsen? Natürlich! Die dreifache Menge an Lebensenergie kann in den Körper fließen und die Selbstheilungskräfte aktivieren. Der Körper bekommt die Kraft, sich selbst zu heilen.

Ein wunderbarer Effekt dieser Technik ist vor allem, dass der Klient seine Potenziale und mitgebrachten Fähigkeiten entwickelt.

Hierzu zeige ich in der Ausbildung immer gerne einen selbstgedrehten Aura-Film einer »Vorher und nachher«-Situation. Hier kann man ganz deutlich sehen, welche Auswirkung eine Behandlung hat. Die Chakren sind danach tatsächlich dreimal so groß wie normal.

Die Geistige Welt dazu:

Die Seelen sind aus Licht und Liebe gewoben und die Chakren sind die Sinnesorgane der Seele. Wer seine Chakren pflegt, reinigt und entfaltet, so dass das Göttliche wirken kann, entwickelt seine Geistigen Fähigkeiten enorm.

Aus diesem Grund wird den Schülern im Jahr ihrer Ausbildung ans Herz gelegt bestimmte Übungen zu machen, um an ihr faszinierendes Potenzial zu kommen.

Fähigkeiten wie Hellsehen, Hellhören, Aura-Sehen, Channeling usw. können sich herauskristallisieren, je nach Berufung.

Die Heilbehandlung beinhaltet die Technik der Chakrenorgel, wobei die Herzenergie in alle Lebensbereiche fließen kann. Sobald der Heiler das Herz berührt, öffnen sich alle anderen Energiezentren des Klienten. Heilung kann auf allen Ebenen stattfinden.

Die Heiler können das Selbstbewusstsein und die Beziehungsfähigkeit ihres Klienten stärken und harmonisieren.

Festgefahrene Glaubenssätze werden eliminiert und evtl. anhaftende Wesenheiten vertrieben. Sie gleichen Gefühls- und Verstandesebene aus, balancieren die Seele aus, der Klient fühlt eine tiefe, zufriedene Ausgeglichenheit und eine sagenhafte Gelassenheit.

Und das alles in einer 45-minütigen Behandlung.

In der Ausbildung sind 7 energetische Einweihungen vorgesehen, auf die ich an anderer Stelle genauer eingehen möchte.

Ein seriöser Heiler stellt keine Diagnosen. Darf er ja auch gar nicht, das tun nur Ärzte und Heilpraktiker!

Selbstverständlich bekommen viele Heiler, je nach ihrem Entwicklungsgrad, sensitive Eindrücke, spüren Blockaden oder Anhaftungen. Sie spüren, wo mehr und wo weniger Energie gebraucht wird. Manche sehen auch, wer denn da so aus der Geistigen Welt mitheilt.

Aber sie dürfen ihre Wahrnehmung, wenn überhaupt, nur in allgemeinen, nebensächlichen Fragen äußern, zum Beispiel: »Waren Sie beim Arzt wegen Ihrer Bauchbeschwerden?«

Ich hatte damals für mich, als noch unerleuchtete Hausfrau mit schwäbischen Dauerwellen, ein schreckliches Erlebnis!

Ein Reikimeister sagte nach einer Behandlung zu mir:

»Ihre Aura geht nur bis zu den Knien!«

PANIK!!! Für mich absolute Panik! Was wird jetzt mit mir geschehen? Bekomme ich Raucherbeine, fährt eine Straßenbahn über meine Beine ... Schock!

Eine solche Aussage war unverantwortlich.

Das Erlebnis mit Sir William Osler

Als ich einen Patienten behandelte, ich wusste ehrlich nicht, dass er Herzprobleme hatte, stand nach der Kanalöffnung in die Heilerebene plötzlich ein älterer, stattlicher Herr neben mir mit schütterem Haar und plapperte auf Englisch auf mich ein:

»Hello my Dear … how are you …«

Ich war total erschrocken und glaubte meiner Wahrnehmung nicht!

Schüchtern fragte ich ihn, wer er denn sei? Er entschuldigte sich sofort und stellte sich vor: »Oh sorry, my Name is Sir William Osler!«

Er verbeugte sich galant und grinste.

»Ääh, I am Marion.«

Er darauf lachend: »I know!« (Ich weiß.)

Als die Behandlung zu Ende war, Sir William Osler und der Patient weg waren, stürzte ich mich ins Internet, um nach einem Sir William Osler zu suchen:

Laut Wikipedia:

Sir William Osler war nicht nur ein Experte, was die Diagnose von Herz-, Lungen- und Blutkrankheiten betraf, sondern er leitete auch die Entwicklung der damaligen Medizin hin zur heutigen modernen Medizin ein. So kombinierte er zum ersten Mal die physiologische Behandlung eines Patienten mit der psychologischen und verdeutlichte die Bedeutung des seelischen Zustandes eines Patienten in Bezug auf dessen Heilung:

»Don't tell me what type of disease the patient has, tell me what type of patient has the disease!« (Sage mir nicht, welche Art Krankheit der Patient hat, sondern erkläre mir, welche Art von Patient diese Krankheit hat!)

Daher wird er häufig als Vater der psychosomatischen Medizin angesehen. Darüber hinaus hatte er großen Einfluss auf die Entwicklung der medizinischen Ausbildung, er war maßgeblich an der Entwicklung des Weiterbildungssystems für Ärzte beteiligt, das heute noch Anwendung findet. Auch sorgte er dafür, dass dem Umgang mit den Patienten im Verlauf des Medizinstudiums mehr Zeit eingeräumt wurde.

Durch seine zahlreichen Veröffentlichungen wurde er zu einem international angesehenen Humanmediziner und erweiterte das zu seiner Zeit bestehende Wissen in vielen verschiedenen Bereichen der klinischen Medizin.

Nach ihm benannt sind die Osler-Knötchen und der davon verschiedene Morbus Osler.

Die Einweihungen, was sind Astral-Metaphysische Einweihungen?

Eine Einweihung ist eine bewusste Verbindung zur Quelle unseres Seins. Sie erinnern sich:

Wenn es eine Geistige Welt gibt, so richtig harmonisch, alles reinste und feinste Energie, Sanftheit und Vollkommenheit, Einheit, All-Eins-Sein, OM und Nirvana .... Wo bleibt denn da die Entwicklung, der Reiz, das Sich-Erkennen ... die Selbsterkenntnis?

Und so traten ein paar Revoluzzer vor Gott (ja, Sie gehören auch dazu, sonst wären Sie nicht hier und würden das gerade lesen) und sie baten ihn um Weiterentwicklung, um Erkenntnis und Erfahrung. Ich denke, Gott gefiel das. Denn da wir ein Teil von Ihm sind, hatte er die wunderbare Möglichkeit, sich durch uns zu erleben. Ich stelle mir das immer so vor: Gott ist wie eine Hand und wir Menschen sind die Finger. Alles zusammen ist eben eine perfekte Hand – eine Einheit.

Es ist so, als wenn man den Stecker zu seinem eigenen göttlichen Kern eingesteckt bekommt.

Es handelt sich bei den 7 Einweihungen, verteilt über die Ausbildungszeit, absolut nicht um Fremdenergien.

Man hört ja so oft von Einweihung in diese Engelsenergie oder jene Engelsenergie, in irgendwelche Meisterenergien ...

Nein, Selbstmeisterschaft ist hier gefragt, unser höheres Selbst ist gefragt, unser eigener göttlicher Kern, unsere eigene Geistige Energie!

Und deshalb wird einem auch nicht schlecht hinterher, man fällt in keine Krise oder Reinigungsphase!

Was um Himmels willen muss man reinigen, wenn die ureigenste, göttliche Energie zu einem zurückströmt. Darauf gibt es keine allergische Reaktion!

Und Angst braucht man auch nicht davor zu haben, es tut nicht weh, ehrlich.

Im Gegenteil, es ist schön, absolutes Sein, manchmal unendlicher Frieden und tiefe selige Stille.

Manche müssen weinen, vor Glücksgefühl, keine Trauer.

Manche spüren weniger, manche spüren mehr. Jeder ist individuell, eben ein Individuum.

Ich sage immer zu meinen Schülern, während der Einweihung habt ihr die Wahl, wie viel Energie ihr aufnehmen möchtet, entweder die Menge eines Schnapsglases, eines Halbliter-Colabechers oder die Menge eines 10-Liter-Eimers.

Denn: »Ich tue immer dasselbe, ich öffne den Kanal und stecke den Stecker rein, deine Seele entscheidet, wie viel sie sich nehmen möchte.«

Was Sie dann daraus machen, ist Ihnen selbst überlassen.

Die Schüler können sogar mehr tun, um das volle Potenzial ihrer Einweihung nutzen zu können: ihre Übungen, die sie als Hausaufgaben bekommen.

Je mehr sie ihre Chakren reinigen, ihre Sinnesorgane der Seele, umso mehr Energie können sie bei einer Einweihung aufnehmen und umso schneller katapultieren sie ihre heilerischen und Geistigen Fähigkeiten ans Licht.

In den Geistigen Dimensionen wird ausschließlich Lichtarbeit gemacht.

Wir können also sagen, dass alle LICHTWESEN und auch wir Menschen selbst Lichtarbeit machen.

Was, denken Sie, ist wohl die SCHÖPFUNG selbst? Licht?

Wir können darum sagen, dass wir mit dem »Stoff der SCHÖPFUNG« arbeiten.

Impulse aus der Geistigen Welt

Jessalia, meine Geistige Führerin, meldet sich zum Thema Geistige Helfer:

Für uns ist es immer eine große Hilfe, ist es ein großer Segen, wenn ein Mensch endlich erwacht.

So er nur ein wenig sein Bewusstsein, seine Achtsamkeit und seine Aufmerksamkeit auch hin zu uns lenkt.

Und da geht es nicht darum, dass wir uns von euch wünschen die Anerkennung und Aufmerksamkeit etwa endlich einmal zu erhalten.

Nein, es geht uns darum, dass ihr mit der Kraft eures eigenen Willens, mit eurem Bewusstsein die Türen und Tore öffnet, anerkennt das Wirken des Geistes. So können dann Impulse aus dem Geiste heraus fortan viel intensiver im Leben dieses Menschen wirken.

So also ein Mensch beginnt von uns etwas zu wissen, beginnt sich uns zuzuwenden, einen Glauben und Vertrauen zu entwickeln, hilft das diesem Menschen, und uns, ihm mehr noch helfen zu können.

Und hilft uns, unsere Aufgabe, unser Amt an ihm gut zu erfüllen.

In meinen Ausbildungen mache ich immer gerne die Aurasehen-Übung.

Es ist fantastisch, wie erfreut sich die Geistigen Helfer zeigen.

Ja, sie machen sogar richtig mit und haben große Freude dabei.

Wenn ein Schüler an einer einfarbigen Wand steht, sehen viele Teilnehmer ohne große Anstrengung die erste Auraschicht.

Diese ist sehr leicht wahrzunehmen, denn sie ist die dichteste.

Sie hält unsere Materie in Form. Und plötzlich zeigen sich in Form energetischer, meist schneeweißer Umrisse die Geistigen Helfer. Wenn man sie bittet von einer Seite des Schülers auf die andere Seite zu gehen, tun sie das.

Jessalia erklärte mir einmal, dass wir alle Geistige Wesen seien und wir Menschen im Moment inkarniert seien, und die Helfer im Moment eben nicht. Die Helfer sind stolz auf uns, da wir mutig sind, hier in der Materie, in der Dichte unseren Aufgaben nachzugehen.

Sie seien immer dabei und unterstützen uns. Sie dürften nur nicht von alleine eingreifen, sondern nur, wenn wir um Hilfe bitten! Es ginge um den »freien Willen!«

Jessalia:

Du weißt, wir haben niemals deinen freien Willen gebrochen. Immer hattest du die Wahl, dich entscheiden zu können. Auf dass du lernst, mit dem, was dein freier Wille ist, bewusst umgehen zu können.

So mancher steht da und bittet:

»Ach möge doch Gottes Wille durch mich wirken! Ich stelle mich doch ganz und gar zur Verfügung, dass der hohe Geist durch mich wirkt und ich ein Instrument bin …« Ja, und das wünschst auch du. Dies ist auch ein Wunsch deiner Seele.

Nur damit das möglich ist, musst du auch ein entsprechendes Instrument sein! Wie soll da ein göttlicher Wille durch euch wirken können, wenn ihr nicht einmal fähig seid, mit eurer eigenen Willenskraft gut und richtig umzugehen?

Zu wissen, wann gilt es sie einzusetzen und wann gilt es, das Eigene, Persönliche zurückzunehmen.

Erst dann kann nach und nach ein Höheres durch euch wirken.

Und dazu bist du, wie du weißt, in der Dualität in einer Art Schule. Lernst deinen Geist, deinen Willen recht zu benutzen.

Ihr Menschen müsst euch entscheiden und nicht warten, dass ein anderes Höheres über euch entscheidet.

Und Jesslia sprach über die ICH-Kraft, die jeder Mensch entwickeln soll.

Auch in meinen Ausbildungen heiße ich die Schüler an, an ihrer ICH-Kraft zu arbeiten.

Heiler dürfen keine Fähnchen im Winde sein, die jede Energie leicht umwirft.

Was wäre, wenn zum Beispiel bei einem Klienten eine Anhaftung wäre? Was das ist?

Eine körperlose Energie, die nicht ins Licht möchte, aus welchem Grund auch immer. Dazu an anderer Stelle mehr.

Ein Heiler darf kein luftiges, flockiges, leichtes ungeerdetes Rauscheengelchen sein, das nur den ganzen Tag om singt und mit den Flügelchen wedelt!

Nein, ein Heiler erdet sich in Mutter Erde und öffnet sich Vater Himmel, geht dann in seine Mitte und spürt seine ICH-Kraft (wie ein Wikinger) im Solarplexus. Und wenn da dann evtl. eine unerlöste Wesenheit ist, wehe dieser:

Exorzismus im Mehrfamilienhaus

Dieses Ereignis könnte man als wahre »Gruselgeschichte« titulieren. Vorab jedoch einige Grundsätzlichkeiten:

Je empfänglicher bzw. offener man für die Geistige Welt ist, desto mehr wird man für andere Seelen bzw. Energien erreichbar, sichtbar – seien es die mit guten Absichten, jene mit keinerlei Absichten oder die mit weniger guten Absichten.

Dies müssen keine bösen sein, doch es gibt einfach auch nur »Durchreisende«, die nach ihrem weltlichen Tod nach dem weiteren Weg suchen. Folgendes Erlebnis beschreibt diese Tatsache sehr gut:

Nach der Trennung von meinem ersten Mann bin ich zusammen mit meinem Sohn und meiner Tochter in eine nette 3-Zimmer-Wohnung gezogen, in einem Mehrfamilienhaus, in dem auch meine Schwester mit ihrer Familie lebt. Ich wollte einfach nicht alleine sein und war über diese Lösung sehr glücklich.

Die Vormieterin dieser Wohnung war eine junge, drogenabhängige Frau. Diese Frau wurde schwanger und ging in ein Heim für drogenabhängige Mütter. Diese werdende Mutter hatte auch einen Bruder, der in der Justizvollzugsanstalt eine Freiheitsstrafe abzubüßen hatte. Der junge Mann nahm sich im Gefängnis das Leben.

Nun wohnte mittlerweile ich mit meinen Kindern in dieser Wohnung.

Es war tief in der Nacht, wir schliefen alle drei in unseren Betten – tief und fest.

Doch plötzlich spürte ich sehr intensiv, wie die Seele eines jungen Mannes versuchte in mich hineinzukommen.

Ich bin ein sehr willensstarker Mensch und kämpfte mit Leibeskräften dagegen an.

Der Kampf war nicht nur geistig, psychisch – ich kämpfte sogar mit meinem Körper.

Es war der junge Mann, der Suizid begangen hatte und nun ein wenig orientierungslos nach seiner Schwester suchte.

Doch sie war ja nun nicht mehr da – ich war es, die er antraf.

In meinem Kampf, in meiner Abwehr tat ich all das, was man in einem solchen Fall tun sollte:

Man visualisiert eine lila Flamme, die durch den ganzen Körper geht, die all die unausgeglichenen Energien verbrennt, die nicht zu einem gehören. Die lila Flamme der Selbstmeisterschaft.

Es funktionierte, ich spürte, wie diese Energie aus mir hinausgelangte. Doch ich bekam Angst, auch Angst um meine Kinder.

Ich verbrachte den Rest der Nacht damit, alle Räume der Wohnung mit der lila Flamme zu reinigen. Ich stellte mir vor, wie ich in jeden Quadratzentimeter der Wohnung die Flamme der Selbstmeisterschaft schickte und mit ihr jede unausgeglichene Energie verbrannte, die nicht dorthin gehörte.

Als dann alle Räumlichkeiten gereinigt waren, verspiegelte ich die Wohnung. Das tat ich: Ich stellte mir vor, die ganzen Räume seien in einem Würfel aus Spiegelglas. Die Spiegelseiten zeigten nach außen, so wurde alles nicht Gottgewollte von außen ferngehalten.

Dann füllte ich visuell die ganze Wohnung mit weißem Licht.

Ich atmete intensiv das visualisierte weiße Licht ein und beim Ausatmen füllte ich meinen physischen Körper, meinen Emotionalkörper und meinen Mentalkörper (darüber an anderer Stelle mehr), meine ganze Aura, den Raum und letztendlich die ganze Wohnung damit.

Erleichtert legte ich mich in den frühen Morgenstunden in mein Bett – wir waren in Sicherheit.

Zwei Tage später besuchte mich meine Schwester, die ja im selben Haus wohnte.

Sie erzählte mir, dass ihre Katze sich seit zwei Tagen sehr merkwürdig verhalten würde.

Sie starre in die Luft, als ob da jemand wäre, fauche, stelle das Fell nach oben, buckele.

Dabei entstehe oft ein schwefelartiger Geruch.

Sofort musste ich an den nächtlichen Besucher denken und ich erzählte ihr davon.

Sie meinte dann nur: »Kein Wunder! Dieser Mann ist daraufhin zu mir in die Wohnung hochgekommen!!!«

Die folgende Nacht verbrachte ich damit, das ganze Mehrfamilienhaus zu reinigen. Wie schon zuvor beschrieben, reinigte ich alles, vom Keller bis zum Dachboden, erst mit der lila Flamme, dann ließ ich visuell alle Außenwände, Decken und Böden zu Spiegeln werden und schlussendlich atmete ich das ganze Haus weiß.

Meine Schwester konnte tatsächlich beobachten, wie eine Art Energiewolke in Form eines Mannes einige Male um das Haus kreiste und dann verschwand.

Wenn ich so darüber nachdenke, würde ich heute eines anders machen. Ich war eben zu dieser Zeit noch eine unerleuchtete schwäbische Hausfrau mit Dauerwellen. (Mein Lieblingsspruch!) Nämlich würde ich die arme erdgebundene Seele ins Licht schicken, damit sie Erlösung findet.

Jessalia zur ICH-Kraft

Manch einer, der so dasitzt und beständig sagt: »Ja, lass mich ein Werkzeug sein!«, weiß gar nicht, wem er dort Erlaubnis und Berechtigung gibt.

Wohl hin zu höheren Geistigen Kräften, aber nicht immer zu jenen, die im Namen Gottes wirken.

Denn, es ist dies ein Lebensraum (die Erde), da geht es um die »ICH-Kraft«, um die Freiheit.

Und es geht um das Sich-bewusst-Werden der eigenen Geisteskraft.

Es ist dies ein Lebensraum, da gilt es also sich zu entscheiden.

Immer wieder, immer wieder, immer klarer, immer bewusster. Und solange ihr versucht, Entscheidungen abzugeben, nun, werdet ihr ein Spielball sein – für jene, die sich erheben über euren freien Willen – der auf diese Angebote dann eingeht.

Besonders beim Channeling ist große Vorsicht geboten. Ich möchte nicht, dass eine fremde Wesenheit meinen Körper übernimmt. Ich gehe beim Channeln immer in die Absicht, dass die Wesenheit, die eine Botschaft überbringen möchte, nur ganz dicht an meine Aura andockt, aber nicht von meinem Körper Besitz ergreift.

Das funktioniert genauso gut. Mein Körper gehört mir alleine, er ist das Fahrzeug meiner Seele in dieser Inkarnation.

Spirituelle Entwicklung

Was ist spirituelle Entwicklung?

Die spirituelle Entwicklung wird auch als »spiritueller Weg«, »Weg des Lebens« oder »der Weg der Seele zum Licht« bezeichnet.

Es ist der Weg, den jeder von uns geht, ohne dies unbedingt wissen zu müssen. Es ist Aufgabe und Ziel jedes Wesens der Schöpfung, zu lernen, zu lehren und sich zu entwickeln, auch das selbst verursachte Karma durch Verstehen, Verzeihen und Lieben aufzulösen.

Dazu sind wir auch hier auf der Erde inkarniert.

Wenn wir unsere Aura und unser Wesen reinigen, klären und läutern, wenn wir alles Dunkle in uns auflösen, wird sich wieder unsere Schwingungsfrequenz heben, bis wir schließlich wieder zur Einheit mit unserem Schöpfer gelangen.

Allerdings bestimmen wir jederzeit das Tempo unserer Entwicklung selbst. Nach meiner Erfahrung verläuft die spirituelle Entwicklung nach einem inneren, vorprogrammierten Zeitplan, dessen einzelne Stationen die Punkte sind, an denen wir Entscheidungen treffen.

Die Programmierung nahmen wir vor Beginn dieser Inkarnation einst selbst vor. Wir haben uns dabei jeweils einen bestimmten Zeitraum zur Verfügung gestellt, innerhalb dessen bestimmte Entwicklungsschritte bewältigt worden sein müssen.

Ist das nicht der Fall, kann es sein, dass man das Lernziel dieser Inkarnation nicht erreicht hat, also vielleicht seine Aufgabe nicht erfüllen kann.

Von unseren Entscheidungen hängt es dann z.B. ab, ob und wann sich in uns bestimmte Energien lösen, um in uns bestimmte Veränderungen oder Erkenntnisse hervorzurufen, welche dann die Voraussetzung für den nächsten Schritt sind.

Die Zeichen der Reinheit

REINHEIT ist die völlige Befreiung von allen dunklen, schweren und krankmachenden Energien, einschließlich der Befreiung von allen dunklen Lebensformen und Kraftfeldern.

Du bist in dir in völliger Harmonie, also bist du auch in völliger Harmonie mit der Außenwelt;

Du hast in dir Frieden und bist in Frieden:

Dein Kopf ist frei, du hast keinen »Gedankenlärm« mehr in dir;

Du schätzt die Stille und genießt sie;

Du bist sensitiviert für Unrecht, Disharmonie, Unvollkommenheit;

Deine Sinne sind viel schärfer und klarer;

Du hast vermutlich viele Geistige Fähigkeiten (z.B. Hellsehen);

Du hast vermutlich klaren Kontakt zu deiner Geistigen Führung;

Du kannst auf einen Blick erkennen, ob jemand harmonisch ist oder nicht;

Du kannst auf einen Blick erkennen, ob jemandes Herz geöffnet ist oder nicht, ob jemand in der LIEBE ist;

Nichts stört dich, weder die Nachbarn noch irgendwelche Geräusche;

Du nimmst alles an und lässt alles geschehen;

Du erkennst sofort, ob etwas Wahrheit ist oder nicht;

Du fühlst dich vollkommen frei und leicht;

Du bist unabhängig;

Du hast vor nichts und niemandem mehr Angst;

Du fühlst dich immer geborgen, wo immer du auch bist;

Du traust dem ewigen Fluss des Lebens und deinem Schöpfer;

Du hast alles, was du zum Leben brauchst;

Du bekommst immer die Informationen, die du brauchst, und findest immer genau das, was du suchst;

Du hast keine gesundheitlichen Probleme mehr;

Die menschlichen Schwächen belasten dich nicht mehr;

Du bist in der bedingungslosen Liebe;

Du liebst dich und andere, also kommt auch nur Liebe auf dich zu;

Du bist vollkommen geschützt, nichts kann dir geschehen: Du wirst nicht bestohlen, du erleidest keinen Unfall, du erlebst nur Gutes und Harmonisches;

Deine Freunde und Bekannten sind alle liebevoll und aufmerksam, nicht liebevolle Menschen verschwinden aus deiner Umgebung;

Du bist in dir klar und Klarheit kommt auf dich zu, alles Komplizierte verschwindet aus deinem Leben;

Deine Lebensumstände verändern sich und spiegeln Harmonie, Klarheit und Fülle;

Du nimmst viele Zeichen für dich wahr, denn du bist aufmerksam und gehst mit offenen Augen durchs Leben;

Dein Körper wird immer schöner;

Deine Augen werden größer, weil die Belastungen und Verkrampfungen um Gesicht und Lider verschwunden sind;

Aus demselben Grunde wird auch dein Gesicht entspannter, also weicher und schöner;

Deine Augen werden heller und klarer;

Du fühlst Leichtigkeit;

Das »normale« menschliche Verhalten erinnert dich an das Verhalten von Kindern;

Du lebst im Jetzt;

Jessalia meint dazu:

Wieder, wieder und wieder gehe auch du in ein Dir-bewusst-Machen, wer du selbst bist. Das ist die Grundlage all deines äußeren Arbeitens und Wirkens, denn aus dem heraus wirst du arbeiten, wirst du geben und gibst bereits. Also, du hast so viele Bestandteile deines Seins erforscht. So vieles schon zusammengetragen, und trotzdem ist es wichtig, sich dessen immer wieder bewusst zu sein:

Wer bist du als Mensch? – Die Ebene des äußeren Seins, des physischen Leibes, all dessen, was Erbanlagen von Vater und Mutter sind.

Was äußere Einflüsse und Umstände waren, die dich prägten.

Wer bist du als Seele? Was hat deine Seele erfahren? – Mit in dieses Leben gebracht?

Was hat sie erfahren in ganz anderen Kontinenten? In anderen physischen Leibern?

Und was ist nun gespeichert in dieser, deiner Seele? Und welche dieser Erinnerungen bestimmen die Art und Weise deines Handelns?

Und erforsche, wer du als Geist bist! Dies ist noch einmal etwas anderes als die Seele. – Der Geist – das, was einst einmal kam aus dem Ursprung direkt. Von Gott selbst. Der Aspekt des Geistes, der du im Individuellen, Einzigartigen bist.

Welpenschutz – die Macht der Gedanken

Missbrauch meiner Fähigkeiten.

Ich hatte mit der Zeit festgestellt, dass ich bestimmte Geistige Fähigkeiten hatte.

Und zwar, dass ich mit meinem Willen Dinge beeinflussen konnte.

Ich war sehr glücklich darüber und missbrauchte es – auf eine ganz naive Art und Weise. Doch dazu später.

Ich war in einer Phytotherapie-Ausbildung bei einer Heilpraktikerin in Eberstadt.

Sie unterrichtete ihre Pflanzenkurse im privaten Rahmen in einem ganz kleinen Raum – wir waren fünf Personen.

Ich saß direkt neben einem kleinen Springbrunnen mit Vernebler, dem neuerworbenen ganzen Stolz der Dozentin.

Dieses Teil war in der Tat sehr hübsch anzusehen, doch es nervte mich außerordentlich.

Es bespritzte und benebelte meine wunderschöne, neue Lederhandtasche, ja, es bespuckte die Tasche förmlich.

Ich war unendlich genervt und mangels Ausweichmöglichkeiten war ich gezwungen ganz nah an diesem Requisit zu sitzen.

Ich hatte plötzlich genug davon! Ich sah den Brunnen hasserfüllt an und dachte mit ganzer Kraft:

»Du blödes Teil, verrecke!!!«

Plötzlich zischte es laut, und das Blubbern und Nebeln hörte auf.

Ich machte Marlene, die Heilpraktikerin, darauf aufmerksam und sie meinte, ich sollte schnell den Stecker ziehen, mit dem Kommentar: »Gott sei Dank hab ich darauf noch Garantie!«

Ich kicherte in mich hinein und war sehr zufrieden.

Wenige Wochen später saß ich wieder in demselben Raum, der Kurs ging weiter. Ich muss kurz dazusagen, dass Marlene, die Dozentin, ein Fan von irischer Volksmusik war.

Sie hielt diese Musik für sehr meditativ und ließ sie aus diesem Grund während des Unterrichts laufen. Mich wiederum nervte das Gedudel unheimlich, zumal es meines Erachtens viel zu laut war.

Ich konnte mich aufgrund des Dudelsacks im Ohr nur schwerlich auf den Unterricht konzentrieren. Wieder dachte ich – anscheinend sehr kraftvoll – »Du blödes Teil, verrecke!!« Und – zack – der CD-Player gab den Geist auf.

Am Tag darauf plagte mich das schlechte Gewissen und ich rief Marlene an, um mich nach ihrem CD-Player zu erkundigen. Sie meinte: »Der CD-Player funktioniert wieder. Komischerweise war gleich nach dem Unterricht nichts mehr defekt!« Ich war beruhigt.

Kurze Zeit später war ich mit meinem Mann im Urlaub am Meer.

Wir lagen entspannt am Strand. Ich wollte meine spirituellen Bücher lesen. Doch es gab dort Lautsprecher, aus denen die ganze Zeit laut und schrill sämtliche musikalischen Geschmacklosigkeiten à la »Barbie-Girl« zum Besten gegeben wurden.

Ich konnte mich absolut nicht auf meine Lektüre konzentrieren, jede Zeile musste ich mehrfach lesen. Ich legte mein Buch zur Seite und fragte meinen Mann, ob ihn die Musik auch so sehr stören würde.

Er bejahte. Ich fragte ihn, ob ich dafür sorgen solle, dass das Gedudel ein Ende hat.

Er lachte mich aus und meinte, ob ich allen Ernstes glauben würde, dass die Strandleute nur meinetwegen die Musik ausstellen würden.

Ich meinte nur: »Ich kann das selbst leiser machen, pass mal auf!«

Mein Gedankengang war dann der folgende: »Entweder, du stellst die Musik jetzt von alleine leiser, oder ich sorge dafür, dass du kaputtgehst, du Stereoanlage!« Mit aller Kraft schickte ich die Gedanken und damit verbunden die Kraft auf den Weg.

Und auf einmal, und mein Mann ist mein Zeuge, wurde die Musik so leise, dass es angenehm war.

Es war perfekt, diejenigen, die ihre Freude daran hatten, konnten Musik hören, doch alle anderen, mein Mann und ich eingeschlossen, wurden nicht mehr davon gestört.

Ich hatte dem Gerät gedroht und ganz offensichtlich hing es an seinem Dasein, denn es wurde leiser, um nicht zerstört zu werden.

Am Abend fragte mein Mann Karlheinz mich, ob ich Lust hätte, mit ihm Billard zu spielen.

Karlheinz ist ja mein persönlicher Robin Hood.

Das soll heißen, dass er alles, was er macht, super macht. Sei es das Bogenschießen auf dem Mittelaltermarkt – ungeübt traf er mit allen Pfeilen ins Schwarze –, sei es beim Schwimmen – da ist er schneller als ich – oder das Flippern auf dem Computer, das ich ihm beibrachte, wo er dann gleich innerhalb von 2 Tagen 2 000 000 Punkte erflippert hatte, mehr Punkte als ich jemals, nach jahrelanger Übung!

So auch beim Billard-Spielen.

Ihm zuliebe willigte ich ein, schon von vorneherein wohl wissend, dass dies für mich frustrierend enden würde.

Wir gingen also in den Billard-Raum und plötzlich dachte ich:

»Nein, dieses Mal möchte ich nicht verlieren!«

Ich fixierte Karlheinz, ich fixierte den Ball. Wann immer er einen Ball anstieß, rollte dieser beinahe ins Loch, rollte hin und her und änderte in letzter Sekunde die Richtung. Einer sprang sogar wieder aus dem Loch heraus.

Karlheinz war fassungslos und ich lachte in mich hinein. So ging es eine ganze Weile – mit der Kraft meiner Gedanken verhinderte ich sämtliche Punkte.

Doch urplötzlich bekam ich höllische, stechende Kopfschmerzen. Wir mussten das Spiel abbrechen und gingen in unser Hotelzimmer, damit ich mich hinlegen konnte.

Während ich so dalag und kopfschmerzerfüllt vor mich hin döste, hörte ich eine männliche Stimme sprechen:

Warum missbrauchst du deine Kraft, um andere zu manipulieren? Nutze künftig deine Kraft! Setze sie ein zur Heilung anderer Menschen. Missbrauche sie nicht! Du hattest bislang Welpenschutz, du wolltest deine Fähigkeiten ausprobieren, das ist in Ordnung.

Aber – ab sofort nutze deine Kraft zur Heilung.

Seit diesem Tag hatte ich sämtlichen Schabernack unterlassen und meine Kraft ausschließlich für sinnvolle bzw. heilende Zwecke eingesetzt.

Ehrlich!

Jessalia dazu:

Ich möchte dich daran erinnern, dass der Mensch eben auch auf der ganz menschlichen Ebene an seiner Vervollkommnung arbeiten möge!

An all den Eigenschaften – den Charakterzügen –, den Werten, wie ihr es nennt.

Denn im Grunde musst du nicht erst beginnen dort etwas zu entwickeln, im Grunde hat deine Seele so manche Geistige Fähigkeit und Möglichkeit schon mitgebracht. Nur wünscht deine Seele dies wahrlich zum Höchsten einzusetzen, dieses nicht mehr um deines eigenen Vorteils willen, sondern zum Wohle anderer.

Nun im Konkreten, was ist dir möglich:

Du kannst mit deiner Geisteskraft, weil du fähig bist, sie klar zu fokussieren und auszurichten, einen Augenblick großer Konzentriertheit haben – und weil in dir eine große Willenskraft entwickelt ist, diese Geisteskraft gezielt hierhin und dorthin schicken. Das, was dort geschehen ist im Manipulativen, aber auch im Segensreichen, war ein Wirken des Ätherischen – die Ätherkräfte, diese kannst du beeinflussen.

Und da das die Lebenskräfte sind, hat eine Beeinflussung augenblicklich auch eine Reaktion auf der Ebene des Physischen zur Folge. Du hast die Botschaft vernommen: setze derartiges nicht mehr um deines Vorteils willen ein!

Es war wichtig, all das, was du tatest. So hast du deine Fähigkeiten erprobt. Hast im Äußeren, Alltäglichen die kleinen Beweise gehabt. Wie gezielt, wie bewusst, wie klar und wie eindeutig du mit Geistigen Kräf-

ten arbeiten kannst. Sie leiten, sie lenken kannst, und wie du die verschiedensten Energien benutzen kannst. Setzte sie ein in der Heiltechnik, um Blockaden zu lösen.

Für dich steht jetzt an:

Dass du lernst gelassen zu sein. In dir die Fähigkeit zu entwickeln, die unguten Impulse, die von außen kommen, nicht mehr aufzunehmen.

Wahre Meisterschaft hat ein Kämpfer, so er dort steht, in einem großen Getümmel, mittendrin, wo er fähig wäre, jedem Widersacher standzuhalten, aber nun gar nicht mehr in die Situation kommt, dass ihn tatsächlich jemand angreift.

Weil du nicht mehr zulässt, dass derartige Energien und Schwingungen deine feinstofflichen Körper durchdringen und ihre störenden Frequenzen in dir breitmachen. – Hierin, erkenne, steht die Aufgabe!

Feinstoffliche Anatomie

Wer sich für das Geistige Heilen interessiert, sollte sich mit dem feinstofflichen System des Menschen auskennen. Ich möchte im folgenden Kapitel über die wichtigsten Zusammenhänge unserer Feinstofflichkeit informieren.

Ich werde versuchen die wichtigsten Zusammenhänge nach meinem besten Wissen zu übermitteln.

Sollten Sie nicht vorhaben, ein Heiler oder eine Heilerin zu werden, überspringen Sie bitte dieses Kapitel, denn Sie könnten sich langweilen! Wie damals in der Schule … vielleicht in Chemie oder so …!

Wie bereits erwähnt, scheint es so, dass unsere Seele die äußere Schicht unserer Aura ist.

Und mit dieser werde ich beginnen:

Die Aura

Als »AURA« bezeichnen wir das für unsere physischen Augen unsichtbare Feld aus Energie, das den Körper des Menschen umgibt.

Das Wort Aura stammt aus dem Lateinischen und bedeutet Luft, insbesondere die sanft bewegte Luft, auch Duft oder Hauch.

Dieses biomagnetische Energiefeld hat mehrere Schichten, wobei die erste Schicht (Ätherkörper) gleich am physischen Körper am dichtesten ist. Diese kann man mit etwas Übung mit bloßem Auge erkennen, sie hält die Materie, den materiellen, physischen Körper in Form.

Die Aura und unser Menschsein bestehen aus verschiedenen Körpern:

Dem physischen, anfassbaren, materiellen Körper, dem Ätherkörper, dem Astralkörper, dem Emotionalkörper, dem Mentalkörper, dem spirituellen Körper, manchmal auch Kausalkörper genannt. Mir gefällt der Begriff spiritueller Körper besser, da er das Wort Spirit, also Geist, beinhaltet.

Der anfassbare physische Körper, den wir davon als einzigen deutlich mit unseren Augen wahrnehmen und mit unseren Händen berühren können, ist nur der unterste und letzte Körper.

Er wird von dem Energiefeld unserer feinstofflichen Körper, Ätherkörper, Astralkörper, Emotionalkörper, Mentalkörper und spirituellen Körper durchdrungen und beeinflusst.

Jeder unserer feinstofflichen Körper hat eine bestimmte Schwingungsfrequenz, die jeweils einer bestimmten Schwingungsebene entspricht, je nach Entwicklungsstufe unseres Menschseins.

Davon ist unser physischer Körper der am niedrigsten schwingende, alle anderen schwingen zunehmend höher.

Durch die Chakren, unsere feinstofflichen Organe, auf die ich noch genauer eingehen werde, sind diese Körper mit ihren entsprechenden Schwingungsebenen verbunden.

Die Chakren übertragen unter anderem Energien von diesen Schwingungsebenen auf uns.

In den feinstofflichen Körpern liegen also unsere feinstofflichen Organe, die Chakren, aber auch die Energie-Meridiane (feinstoffliche Energiebahnen, die die Geistige Energie durch unseren gesamten Körper verteilen bis in jede kleinste Zelle unseres physischen Körpers).

Sonnen- und Erdenergie wird durch den Ätherkörper (weiter unten beschrieben) aufgenommen.

Das ist nur ein sehr grobes Bild von unserem Wesen und Sein.

Die feinstofflichen Körper sind vermutlich mindestens genauso komplex und wunderbar wie der physische – und sie erlauben uns auch, auf den mit ihnen verbundenen Ebenen zu existieren.

Das ist alles recht schwer für uns zu verstehen, und es hilft uns auch nicht viel, alles genau mit unserem Verstand wissen zu wollen, alles »wissenschaftlich« zu zerpflücken, denn unser Verstand kann die Geistigen Bezüge unseres Wesens und Seins wahrlich nicht fassen!

Das, was wir gemeinhin unter der »AURA« verstehen, sind die Körper, die unseren physischen unmittelbar umgeben, für Hellsichtige auch zum Teil wahrnehmbar: der Ätherkörper, der Astralkörper, der Emotionalkörper, der Mentalkörper und der Spirituelle Körper.

Der Ätherkörper

Die erste Schicht der Aura ist der Ätherkörper, er ist mit dem physischen Körper aufs engste verknüpft und löst sich angeblich innerhalb drei bis fünf Tagen nach dem Tod des Menschen auf.

Den Ätherkörper kann man auch als »morphogenetisches Feld« bezeichnen. Er enthält das »Prägemuster« unseres physischen Körpers.

Über ihn erhalten wir unsere vitale, schöpferische Lebenskraft und er trägt unsere physischen Empfindungen.

Wir nehmen ihn wahr als schmales Feld von weißem Licht unmittelbar um unserer Gestalt.

Er steht in engem Zusammenhang mit unserem Solarplexus- und dem Wurzelchakra.

So empfängt er über das Solarplexuschakra Energien der Sonne und über das Wurzelchakra Energien der Erde, welche er speichert, um sie über die Meridiane (Energiebahnen) unserem physischen Körper zuzuführen.

Der grobstoffliche Körper und der Ätherkörper bleiben eng miteinander verbunden, solange Sie leben. Der grobstoffliche Körper kann ohne das Ätherische nicht überleben.

Der Astralkörper

Der Astralkörper ist das feinstoffliche Double des physischen Körpers.

Man sagt, dass er den physischen Körper und den Ätherkörper umschließt. Im Gegensatz zum Ätherleib, der unmittelbar an den physischen Körper anschließt und Träger der Lebensenergie ist, umfasst der Astralkörper das Seelische und ist der Sitz der Wünsche, Gefühle und des Gedächtnisses, wo auch die Erinnerung an frühere Leben gespeichert sei. Der Astralkörper kann sich von dem physischen Körper trennen (Astralreisen, oh, da habe ich was Tolles erlebt, ich werde noch darüber berichten) und zeitweilig eine eigene Existenz und Sinneswahrnehmung haben.

Der Astralkörper, der durch eine Silberschnur mit dem Körper verbunden ist, geht bei dem Tod eines Menschen nicht unter, sondern beginnt in der Geistigen Welt ein neues Dasein.

Der Emotionalkörper

Der Emotionalkörper enthält unsere Begierden, Gefühlsmuster und -strukturen sowie unsere Gefühle, aber auch alle noch nicht bewältigten Gefühle unserer Vergangenheit, einschließlich unserer vergangenen Inkarnationen.

Der Emotionalkörper ist, wie es sein Name schon sagt, Träger unserer Gefühle, unserer Emotionen und unserer Charaktereigenschaften.

In ihm sind alle unsere unerlösten Emotionen, unsere Ängste, bewusste ebenso wie unbewusste, gespeichert.

All dies strahlen wir, neben den momentanen Gefühlen, über unsere Chakren in unsere Umwelt aus.

Das Universum, samt Geistiger Welt, ist durch das Gesetz der Resonanz stets hilfsbereit, gleich einem Kosmos-Versandhaus wartet es auf unsere Bestellung und schickt uns sofort die passende Situation.

»Ach, der Erwin bestellt Selbstzweifel, also bitte, wir schicken ihm umgehend eine Situation, wo er seinen Selbstzweifel leben darf.«

Die Energiefrequenzen unserer Gefühle, welche wir aussenden, ziehen gleichartige Schwingungen an und sie vereinigen sich.

Somit sind unsere Umstände und die Umwelt nur ein Spiegel dessen, was wir aus unserem bewussten Leben in das Unbewusste verdrängt und abgeschoben haben.

Da der Emotionalkörper schon ein Teil unserer »Seele« ist, existieren seine Strukturen über die verschiedenen Inkarnationen hinweg weiter.

Bei jeder Wiederverkörperung unserer Seele bringt diese auch alle unerlösten emotionalen Strukturen mit, die wiederum ein Teil unseres Weges hin zur Erkenntnis sind.

So bestimmen Strukturen des Emotionalkörpers über Leben hinweg unsere Umstände, unsere verschobene Realität.

In der Astral-Metaphysischen Heilerausbildung lernen die

Schüler gleich am ersten Tag die Technik, ihren Emotionalkörper und den ihres Klienten zu reinigen und zu transformieren, so, dass sie sich ihre wahre Realität erschaffen können, ungetrübt von alten Gefühlsmustern.

Der Emotionalkörper ist, wie es sein Name schon sagt, Träger unserer Gefühle, unserer Emotionen und unserer Charaktereigenschaften.

Jedes Gefühl, jede Gemütsbewegung zeigt sich im Emotionalkörper direkt wieder. Unsere Gefühle werden über unseren Emotionalkörper in unsere Aura getragen, wo sie sich direkt in Farben und Formen widerspiegeln, welche ein Hellsichtiger wahrnimmt. Die emotionale Komponente unserer Aura ist ständig in Bewegung. Neben den Grundfarben innerhalb des Emotionalkörpers, welche durch unsere grundlegenden Charaktereigenschaften gebildet werden, zeigt sich jedes Gefühl, jede noch so kleine Emotion sofort in ihm.

Hierbei entsteht ein nicht zu beschreibendes, ständig wechselndes Spiel von Farben, die in allen Variationen innerhalb des Emotionalkörpers schimmern.

Es zeigen sich dort neben dunklen Wolkengebilden, welche aus den Gefühlen der Angst, Wut, Bedrückung usw. entstehen, auch wundervoll klare, fast transparent schillernde Farben der Freude, Liebe und Hingabe.

Kein anderer unserer Körper prägt unsere Sicht der Welt und der damit für uns verbundenen Wirklichkeit so sehr wie unser Emotionalkörper. In ihm sind alle unsere unerlösten Emotionen, unsere Ängste, bewusste ebenso wie unbewusste, gespeichert. Aber auch unsere Aggressionen, unsere Empfindungen der Einsamkeit, unser mangelndes Selbstbewusstsein und die Angst vor Zurückweisung oder vor falscher Anschuldigung, sowie alles, was mit Gefühlen und unser Umgang mit ihnen zu tun hat, ist im Emotionalkörper verankert.

All dies strahlen wir, neben den momentanen Gefühlen, über unseren Emotionalkörper in unsere Umwelt aus. Hierdurch geben wir der Umwelt, ob bewusst oder unbewusst, eine Botschaft unseres Selbst, wodurch sich das Gesetz der Resonanz, das Prinzip der gegenseitigen Anziehung verwirklicht. Die Energiefrequenzen unserer Gefühle, welche wir aussenden, ziehen gleichartige Schwingungen magisch an und sie vereinigen sich.

Es ist wie ein Kreislauf der Angst, ein Kreislauf, den wir eigentlich vermeiden möchten. Wir werden immer wieder mit Umständen oder Menschen konfrontiert, die genau das widerspiegeln, was wir eigentlich meiden, was wir loswerden wollen oder wovor wir uns im Grunde unserer Gefühlswelt fürchten. Somit sind unsere Umstände und die Umwelt nur ein Spiegel dessen, was wir aus unserem bewussten Leben in das Unbewusste verdrängt und abgeschoben haben.

Genau betrachtet ist es sogar so, dass unsere unerlösten Gefühle innerhalb unseres Emotionalkörpers bestrebt sind, sich selbst am Leben zu erhalten, wenn möglich sogar noch zu wachsen. Dafür benötigen sie Nahrung, die sie dadurch erhalten, dass sie uns immer wieder in Situationen führen, die ihrer eigenen Schwingung entsprechen.

So führt die Schwingung »Angst« im Emotionalkörper eines Menschen diesen immer wieder in Situationen, in denen seine »Angst« bestätigt wird. »Aggression« lässt ihn immer wieder auf Menschen treffen, die ihre »Aggression« ausleben.

Selbst wenn wir uns vornehmen unsere eigene Aggression zurückzuhalten, ohne diese jedoch wirklich gelöst zu haben, und wir noch so sehr bestrebt sind, nicht aggressiv zu reagieren, dann treffen wir eben auf Menschen, die, aus für uns völlig unerwarteten Gründen, aggressiv uns gegenüber auftreten.

Unser Mentalkörper kann hierbei zwar unser bewusstes Denken und unsere gedanklichen Zielsetzungen dahingehend lenken, dass wir eben nicht mehr »verbal aggressiv« sind, doch hat er wenig Einfluss auf den Emotionalkörper, der seinen eigenen Gesetzen folgt.

So kann ein Mensch durchaus bewusst nach Liebe oder Erfolg streben (Mentalkörper), doch wenn er unbewusst Schwingungen von Eifersucht oder mangelndem Selbstvertrauen ausstrahlt (Emotionalkörper), hindern diese ihn daran, sein bewusstes Ziel zu erreichen.

Da der Emotionalkörper schon ein Teil unserer »Seele« ist, existieren seine Strukturen über die verschiedenen Inkarnationen hinweg weiter. Bei jeder Wiederverkörperung unserer Seele bringt diese auch alle unerlösten emotionalen Strukturen mit, die wiederum ein Teil unseres Weges hin zur Erkenntnis sind. So bestimmen Strukturen des Emotionalkörpers über Leben hinweg unsere Umstände.

Haben wir dies erst einmal wirklich begriffen und nehmen wir dies für uns auch an, dann besteht kein Grund mehr, uns in einer Opferrolle zu sehen, durch welche wir anderen (unseren Eltern, den Lebensumständen, in die wir hineingeboren wurden, unserem Partner usw.) die Schuld für unsere Umstände, unsere Schwächen und unser Leben geben.

Erkennen wir für uns selbst dies Wissen erst einmal als wahr an, ist es eine große Befreiung, auch wenn es vielleicht nicht so aussehen mag. Nun können wir, in dem Wissen, dass niemand Schuld hat und auch niemand außerhalb unseres Selbst Einfluss darauf hat, unser Schicksal selbst in die Hand nehmen. Nun endlich können wir beginnen unser Leben zu ändern, indem wir beginnen uns selbst zu ändern. Wir müssen niemanden im Außen suchen, den wir für unsere Ängste und unser Leben verantwortlich machen können. Nutzen wir die jetzt gesparte Zeit und Energie lieber dafür, uns selbst zu ändern und unsere Strukturen zu durchbrechen, die wir uns selbst aufgebaut haben.

Diese Auflösung unserer emotionalen Strukturen erreichen wir durch das Zusammenspiel von Kausal- und Emotionalkörper. Hierbei müssen wir beginnen eine innere Haltung zu entwickeln, die uns unsere Emotionen mit den »Augen des spirituellen Körpers« sehen lässt. Wir müssen lernen alle Erfahrungen und Inhalte unseres Emotionalkörpers zu bejahen. Ja zu sagen zu jedem unserer Gefühle. Wir müssen lernen, spontan auftretende Bilder der Emotionen und alle unsere Empfindungen anzuschauen, ohne auch nur den kleinsten Teil davon zurückzuweisen oder zu verurteilen.

Diese Grundausrichtung des Annehmens ist von größter Bedeutung für die Lösung der Strukturen, denn dadurch erlauben wir unserem höheren Selbst das Kommando zu übernehmen, wodurch die spirituellen Energien des Kausalkörpers in unser gesamtes System des Emotionalkörpers einfließen können.

Verbinden sich nun die Schwingungen unseres Kausalkörpers mit den Schwingungen des Emotionalkörpers, beginnt dieser seine Schwingung zu erhöhen. Hierdurch beginnt er nun die gespeicherten negativen Energien auszuleiten, da diese niedriger schwingen und keine Entsprechung ihrer Eigenschwingung mehr vorfinden. Auf diese Art und Weise verlieren wir jegliche Erinnerung an diese Erfahrungen aus vergangenen Zeiten, und wir können nun bewusst beginnen uns selbst und anderen zu vergeben.

Mit zunehmendem Erinnerungsverlust und der damit verbundenen Auflösung festgefahrener Gefühlsmuster beginnt unser Emotionalkörper immer größer werdende Gefühle der Freude und Liebe auszustrahlen und er erstrahlt in den klarsten Farben.

Sind Mental- und Emotionalkörper als Filter des Kausalkörpers frei von negativen Schwingungen, tritt der letzte Filter in Erscheinung, der noch zwischen uns und unserer spirituellen Natur steht, der Ätherleib bzw. Ätherkörper.

Der Mentalkörper

Der Mentalkörper enthält unsere Gedankenmuster und -strukturen sowie unsere Gedanken, aber auch die noch nicht bewältigten Gedanken unserer Vergangenheit, einschließlich unserer vergangenen Inkarnationen.

Was der Mensch über sich denkt und je dachte, was er über das Leben und andere Menschen denkt und je dachte, wird ungeschminkt und direkt an die Hotline des Kosmos-Versandhauses über die Chakren weitergeleitet und umgehend geliefert. Schön verpackt als Resonanzgesetz.

Und deshalb hat jeder Mensch eine eigene Realität. Erschaffen durch seine eigenen Gedanken und Gefühle.

So kann man behaupten, dass des Menschen erlebte Realität, seine Wirklichkeit und Wahrheit, ein Resultat seiner eigenen Gedanken und Gefühle ist.

Der Mentalkörper ist Träger unserer Gedanken und Ideen. Aber auch Träger der rationalen und intuitiven Erkenntnisse, die uns zuteilwerden. Je klarer und lebendiger wir in unseren Gedanken sind, je tiefer wir uns auf unsere Geistigen Erkenntnisse einlassen und diese ausleben, desto klarer und intensiver strahlt unser Mentalkörper.

Während der Kausalkörper, als Träger der spirituellen Erkenntnis und Wahrheit, noch nicht in der Dualität behaftet ist, beginnt die Dualität unserer Ebene sich schon im Mentalkörper zu äußern. Dies drückt sich durch eine »niedere« und eine »höhere« Oktave der Schwingung im Mentalkörper aus.

Das Ausleben der niederen Frequenzen zeigt sich im überwiegend linearen Denken des rationalen Verstandes, in der Suche nach der Wahrheit über die Ratio. Diese Art der Suche ist eine Suche aufgrund der Wahrnehmungen der physischen Ebene. Hierbei werden alle Informationen des physischen Körpers (des Lebens auf unserer Ebene) über diesen an den Emotionalkörper und von dort an den Mentalkörper weitergegeben. Dieser reagiert auf die physischen Wahrnehmungen mit der Bildung von Gedanken und des verbalen Ausdrucks dieser.

Da hierbei der Emotionalkörper als Puffer zwischen physischem Körper und Mentalkörper dient, werden die Informationen emotional verzerrt, wodurch das Mentale (das Denken) gefärbt wird. So entstehen immer wiederkehrende Denkschemata und Muster, über die wir uns und unsere Umwelt beurteilen. Daraus lässt sich schließen, dass unser rationaler Verstand so gut wie niemals unparteiisch oder objektiv sein kann, auch wenn wir immer wieder gern betonen, es zu sein. Gedankenmuster, die auf diese Weise entstehen und unseren Mentalkörper formen, drehen sich fast immer um das persönliche »egoistische« Wohlbefinden sowie um die Belange des fassbaren, weltlichen Geschehens.

Wir suchen ständig nach Lösungen auf der rationalen Ebene des Mentalkörpers, was jedoch eine Verzerrung und Einschränkung seiner Fähigkeiten und seines wahren Ursprungscharakters bedeutet. Lebe ich auf diese rational beschränkte Weise, wird fast alles Wissen, alle Erkenntnis des Kausalkörpers, der spirituellen Ebene, auf dem Weg ins Bewusstsein herausgefiltert. Wir würden es mit unserem rationalen Denken eh nicht wahrhaben wollen und nur nach materiellen Lösungen und Erklärungen für das materiell nicht Erklärbare suchen.

Die ursprüngliche, dem Mentalkörper zugedachte Aufgabe und Funktion besteht darin, die universellen Wahrheiten, welche er vom Kausalkörper übermittelt bekommt, aufzunehmen und in die Ratio zu integrieren. Werden nun diese integrierten universellen Wahrheiten auf eine konkrete Situation übertragen, führt dies zu einer Problemlösung, die im Einklang mit den universellen Gesetzmäßigkeiten steht.

Die Erkenntnisse, die auf diese Weise vom Kausalkörper in den Mentalkörper gelangen, lassen uns intuitiv denken. Unser Denken wird geprägt durch Intuition und Bilder, welche wir in verbale Gedanken umformen. Ebenso erhalten wir »Geistesblitze« und plötzliche Einsichten, die uns unsere Probleme lösen helfen.

Wir denken nicht mehr linear, sondern holografisch, unser Denken geht über den rationalen Verstand hinaus.

So ist ein vollständig klar entwickelter Mentalkörper ein Spiegel des Kausalkörpers, der verlängerte Arm im Denken und Handeln. Diese ganzheitliche Erkenntnis im Denken führt zu einer verwirklichten Weisheit des Lebens.

Der Spirituelle Körper (Kausalkörper)

Dieser Körper besitzt von allen uns umgebenden Körpern die höchste energetische Schwingung. Hierüber kommunizieren wir mit der »Geistigen Welt«, unserem eigenen Lichtkörper und unserer Seele. Er ist der erste Filter, den das wahre Sein auf seiner Reise in unser Bewusstsein durchdringt. Je höher die eigene spirituelle Entwicklung ist, desto weniger filtert er aus den Informationen des Seins und der Umwelt heraus. Mit ihm treten wir in die spirituelle unbewusste Kommunikation mit allem, was ist.

Die Ausdehnung des spirituellen Körpers beträgt zwischen einem Meter (bei Menschen, die auf der spirituellen Ebene noch sehr unbewusst sind) bis hin zu mehreren Metern (bei spirituell hochentwickelten Menschen). Hierbei dehnt er sich kugelförmig um uns herum aus.

Der Spirituelle Körper wird ständig von der höchsten Ebene des spirituellen Seins durchströmt. Diese höchste und strahlendste Energie birgt sämtliche Informationen in sich, die der Mensch für ein wahrhaft erfülltes Leben in Liebe benötigt. Je erwachter der eigene Spirituelle Körper, desto weniger Wahrhaftigkeit wird von dem Wissen der spirituellen Ebene alles Seins, auf ihrem Weg in unser Bewusstsein, von ihm gefiltert.

Alles, was der Spirituelle Körper empfängt und nicht schon von ihm gefiltert wird, leitet er weiter in den Mentalkörper, der als zweiter Filter auf dem Weg in unser Bewusstsein agiert.

Dieser Körper besitzt von allen uns umgebenden Körpern die höchste energetische Schwingung.

Hierüber kommunizieren wir mit der »Geistigen Welt«, unserem eigenen Lichtkörper, unserer Seele und mit dem Geistigen, Göttlichen.

Der heiße Draht nach oben. Von hier bekommen wir die Impulse zur Weiterentwicklung.

Mit ihm treten wir in die spirituelle unbewusste Kommunikation mit allem, was ist.

Von hier bekommen wir unsere Päckchen geliefert, die aus unserem Rucksack:

Meine kleine Lebensphilosophie

(Stellen Sie sich bitte vor, ich zwinkere Ihnen jetzt zu.)

Der Mensch beendet sein Leben. Nun ist es nicht so, dass man einfach stirbt und alleine gelassen wird. Nein, es ist eine liebe Seele da, die einen abholt. Oft ist es ein schon vorausgegangenes Familienmitglied, oder es ist eine Seele aus der Seelenfamilie, aus einer anderen Inkarnation, die man kennt und liebt.

Manchmal ist es auch der »Geistige Führer« oder die »Geistige Führerin«, der oder die einem während des Lebens immer zur Seite stand.

Wenn der Mensch, ab jetzt nenne ich ihn Seele, wieder bei Kräften ist, wird sie an einen Ort geführt, wo sie Rechenschaft über ihr vergangenes Leben ablegen muss.

Und zwar vor einem ungnädigen Richter! Der ungnädigste Richter, den es überhaupt gibt! Ihr eigenes Gewissen.

Zur Versinnbildlichung könnten Sie sich ein wunderschönes Filmtheater im Jugendstil vorstellen.

Nun hat die Seele die Möglichkeit, ihr vergangenes Leben in diesem Filmtheater zu betrachten.

Und nun hat die Seele das ganze Leben bildhaft und auch gefühlshaft vor Augen. Sie sieht und fühlt die Gefühle, die sie bei anderen Menschen, ja auch bei Tieren ausgelöst hat. Im Guten wie im Schlechten! Sie sieht die Wirkungen, die sie verursacht hat, sie sieht, wo sie nicht gehandelt hat, weil sie entscheidungsunfähig oder zu oberflächlich war, zu gefühlskalt und zu egoistisch.

Sie sieht, wo sie zu lieblos, zu geldgierig und zu berechnend war. Sie sieht ihre Lügen, ihre Selbstverleugnung und auch ihre Sturheit.

Diese Liste ist unendlich lang fortsetzbar, ich möchte Ihnen dies ersparen.

Ich könnte mir gut vorstellen, dass dieser Seele Tränen über das Gesicht laufen. Und nun trifft sie eine Entscheidung, hoffentlich! Sie erkennt ihr mangelhaftes Menschsein und möchte dies in einer neuen Inkarnation (lat. »Fleischwerdung«) wiedergutmachen.

Sie trifft zum Beispiel die Entscheidung, ich will lernen: mehr Mut zu zeigen, Verantwortung zu übernehmen, Mitgefühl zu zeigen, Entscheidungen zu treffen und so weiter.

Nun kommt zuerst eine Reifwerdung in der Geistigen jenseitigen Welt, eine Schulungszeit. Wenn dieser Reifeprozess abgeschlossen ist, darf die Seele wieder inkarnieren – wieder »Fleisch werden«. Bevor eine Seele beschließt, einen neuen Körper anzunehmen, wird ihr vom karmischen Rat vorgeschlagen, bei welcher Familie sie die von ihr gewünschten Entwicklungsprozesse am besten machen kann.

Sie selbst wählt dann das Land aus, in das sie inkarnieren will, ihre Eltern und die Menschen, mit denen sie diese ihre Lernaufgaben bewältigen kann.

Sie wählt auch das Sternzeichen aus, unter dem sie geboren werden will, einzig und allein zu dem Zweck, mit den Eigenschaften dieser Sternenkonstellation bestimmte Lernerfahrungen zu machen. Selbsterkenntnis!

Auf Ihrem spirituellen Weg werden Sie um eine Selbstbetrachtung und Selbsterkenntnis nicht herumkommen. Selbsterkenntnis erfordert Bereitschaft und Mut – den Mut, sich selbst ehrlich anzuschauen, und zwar auf allen Ebenen des Seins. Um sich selbst zu erkennen, müssen Sie tief in Ihr Seelenleben eintauchen. Sie müssen Ihre Gefühle anschauen, die Sie zum Teil gar nicht mehr kennen. Es gehören Geduld dazu und Vertrauen in das hohe Selbst.

Doch nun weiter mit unserer Seele, die wieder bereit ist, erneut zu inkarnieren:

Die Seele wird dem Embryo nach der Zeugung eingelegt. Solange aber die Nerven des Kindes nicht völlig ausgebildet und tätig sind, arbeitet die Seele mit Selbstbewusstsein eifrig fort und richtet sich den Leib nach ihren Bedürfnissen ein; sind aber einmal die Nerven alle ausgebildet und wird deren sich stets mehr entwickelnder Geist ganz ordnungsmäßig tätig, dann begibt sich die Seele mehr zur Ruhe und schläft ganz ein. Das Mäntelchen, der Schleier des Vergessens tritt in Aktion!

Sie weiß nun nichts von sich selbst und vegetiert bloß, ohne alle Erinnerung an einen früheren nackten Naturzustand. Erst etliche Monate nach der Geburt fängt sie stets mehr und mehr an zu erwachen, was aus der Abnahme der Schlafsucht recht gut wahrgenommen werden kann; aber bis die Seele zu einigem Bewusstsein gelangt, braucht es schon eine längere Zeit.

Wenn ein Kind der Sprache mächtig wird, dann erst tritt auch ein rechtes Bewusstsein in die Seele, jedoch meist ohne Rückerinnerung, denn diese könnte man bei der höheren Weiterbildung der Seele durchaus nicht gebrauchen.

Und nun folgt meine Rucksacktheorie:

Die Seele bekommt ihr Rucksäckchen gepackt mit lauter kleinen Päckchen. Ja, sie sind anfangs wirklich sehr klein! Hinein kommen die Lektionen, z.B. mehr Mut zu zeigen, Verantwortung zu übernehmen, Mitgefühl zu zeigen, Entscheidungen zu treffen …

Die Seele wird inkarniert wie bereits beschrieben und bekommt ein Mäntelchen oder einen Schleier des Vergessens um sich gelegt. Nun wird der kleine Mensch, ich nenne ihn nun wieder so, geboren.

Er wächst heran, weiß natürlich nichts von seinen Päckchen und Rucksäckchen.

Doch sein höheres Selbst, der göttliche Funken in ihm, mit dem er ständig in Verbindung steht durch den spirituellen Körper, weiß, welche Päckchen er zu bearbeiten hat. Und irgendwann ist es so weit, und das höhere Selbst nimmt ein Päckchen aus dem Rucksack und legt es dem Menschlein vor die Füße.

Nehmen wir einmal an, es ist das Päckchen, auf dem steht: Entscheidungen treffen.

Nun hat der Mensch zwei Möglichkeiten:

Entweder er trifft die Entscheidung, dann ist alles klar, erledigt und abgehakt und er hat eine Weile seine Ruhe, bis das nächste Thema kommt.

Oder er denkt: Oh je, was liegt denn da für ein Päckchen vor meinen Füßen?

Nein, nein, damit will ich nichts zu tun haben! Und macht einen Schritt zur Seite und geht um das Päckchen herum.

Das höhere Selbst meint dazu nur: »Was soll das, du siehst deine Aufgabe, dein Päckchen nicht? Na, dann will ich es dir ein bisschen größer präsentieren« und legt ein größeres hin. Auch eine größere Aufgabe, eine größere Entscheidung in diesem Falle.

Und wenn der Mensch diese wiederum ignoriert und sich wieder drückt, dann wird das Päckchen eben noch größer!

Und das so lange, bis aus dem anfangs kleinen Päckchen ein riesiger Fels wird, an dem der Mensch nicht vorbeikommt!

Und das Gleiche geschieht mit jedem Lebensthema, welches sich die Seele damals ausgesucht hat. Aus freien Stücken.

(Darf ich jetzt mit dem Zwinkern aufhören, danke.)

Die Farben der Aura

Hellsichtige Menschen sind in der Lage, die Farben der Aura zu sehen. Auch mit bestimmten Übungen und einer Portion Geduld ist das Aurasehen erlernbar.

Als ich vor vielen Jahren während meiner Ausbildung zur Heilpraktikerin eher unkonzentriert dem Unterricht folgte (ich hatte wohl einen anstrengenden Tag hinter mir), dem Dozenten vorne an der Tafel mit den Augen folgte, er ging langsam während seines Dialoges hin und her, sah ich ihn plötzlich von einer grünen Nebelschicht umgeben. Durch den Schreck war ich hellwach und die Farbe war genauso schnell verschwunden, wie sie erschienen war.

Was war geschehen? Durch die leichte Müdigkeit hatte ich einen, bitte nicht lachen: Eros-Ramazzotti-Blick.

Im Unterricht der Heilerausbildung, wenn ich mit den Schülern das Aurasehen übe, frage ich sie immer: Was haben der Sänger Eros Ramazzotti und der Schauspieler Christopher Lambert (der Highlander) gemeinsam? Ja, genau, den sexy Silberblick. Ein leichtes Schielen. Oder den 3-D-Blick, wenn man auf ein 3-D-Bild schaut, muss man eine bestimmte leichte Schielstellung der Augen vollziehen, um das Bild in 3-D-Effekt wahrnehmen zu können.

Die Farbe der Aura gibt Auskunft über den körperlich-seelisch-Geistigen Gesundheitszustand des Menschen, denn man kann in der Aura die Energien seiner Gedanken erkennen.

Welche Farben wir in unserer Aura haben, gibt aber Aufschluss über die Qualität unserer Gedanken und Gefühle – aber Vorsicht!

Aufgrund der vielen Kombinationsmöglichkeiten sind die angegebenen Interpretationen nur als grobe Richtlinien zu verstehen.

Die Farben sind über dem menschlichen Körper in ständiger Bewegung und durch die Bedingungen des täglichen Lebens einer ständigen Veränderung unterworfen. Das Farbenspiel unserer Aura ist also ständig wechselnd; jede Farbe kann auch nur kurzfristig und situationsbedingt auftreten, während unser eigentliches Wesen ganz anders sein kann. Es ist daher ratsam, keine voreiligen Schlüsse zu ziehen.

Jede Auradiagnose anhand der sichtbaren Farben kann also immer nur eine Momentaufnahme sein. Nur eine Beobachtung der Aura über eine längere Zeit hinweg könnte eine deutlichere Aussage treffen.

Für die Farben der Aura sind die Chakren, über die ich an anderer Stelle schreibe, verantwortlich. Wie Sie später lesen werden, hat jedes Chakra eine eigene Farbe und eine eigene Thematik. Wenn sich unser Denken oder Fühlen um eine bestimmte Thematik dreht, wird das dazugehörige Chakra aktiviert und leuchtet auf. Dieses farbige Leuchten ist dann für Hellsichtige sichtbar.

Beispiel: Wenn ich an meinen Karlheinz liebevoll denke, wird mein Herzchakra ganz weit und leuchtet grün auf …

Rot
- Ein helles und klares Rot: steht für Aktivität, Tatkraft, Lebenskraft.
- Kräftiges Rot: Energie, gute Anlagen zur Ausübung eines Sports, gesunde Dominanz, Optimismus.
- Trübes Rot: Egoismus, Kleinlichkeit, Aggressivität.

Orange
- Lebenskraft, Gesundheit, Kraft, Vitalität, Heilkraft.
- Ein rötliches Orange kann auf Ich-Bezogenheit hindeuten.

Gelb
- Klares Gelb: Geist, Intellekt, Intelligenz.
- Schmutziges Gelb: deutet auf Habgier, Überheblichkeit und Verschlagenheit hin.
- Safrangelb: Sehr hohe Spiritualität; je kräftiger das Safran ist, desto eher manifestiert sich die Spiritualität konkret.

- Lichtgelb: Vorherrschaft des Mentalen, starke Gehirnaktivität.
- Trübes Gelb: Willensschwäche, Feigheit.

Gold
- Gold: ist die Schwingung der bedingungslosen LIEBE, der GNADE, der CHRISTUS-Energie.

Grün
- Ein klares Smaragdgrün ist: die Farbe des Herzens, die Farbe der Heilung.
- Helles Grün: kann Freude an der Natur bedeuten, Verbundenheit mit der Natur. Grün ist auch die Farbe der Harmonie und des Friedens.
- Kräftiges, Smaragdfarbenes Grün: Offenheit, Hinwendung zu anderen in jeder Form (z. B. Lehrtätigkeit, Medizin), Liebe des Wahren und Schönen.
- Grün an den äußersten Fingerspitzen: Heilende Hände.

Blau
- Religiosität, Intuition, Einsicht, Hingabe, Heilung, Weiblichkeit, Mütterlichkeit, Opferbereitschaft.
- Blassblau: Übertriebene Schüchternheit, schwach entwickelte Persönlichkeit, Beeinflussbarkeit.
- Kräftiges Blau: Freimütigkeit, Ehrlichkeit.
- Dunkelblau: leichte bis mittelschwere Depression, Traurigkeit.

Violett
- Erhöhte Spiritualität, noch tiefere Hingabe, Edelmut, äußerste Opferbereitschaft, sehr tiefe Religiosität.
- Hellviolett: deutet auf Selbstlosigkeit hin. Die Farbe ist hauptsächlich bei spirituell sehr hoch entwickelten Seelen zu finden.
- Kräftiges Violett: authentische spirituelle Entwicklung.

Weiß
- Einheit aller Farben, das höchsterreichbare Bewusstsein, Farbe des Christusbewusstseins, der spirituellen Vollkommenheit. Ist nur bei Menschen zu finden, welche die Vereinigung und die Erleuchtung erreicht haben, oder bei sehr hochgestellten Geistigen Wesenheiten.

Braun
- Helles Goldbraun: wird als Farbe des Handels und der Wirtschaft, als Farbe der Kaufleute angesehen, steht für Fleiß, Ordnung und Betriebsamkeit (Honig, Bienen!).
- Dunkelbraun: blockierte Energien, evtl. Krankheit, niedrige Charaktereigenschaften, z. B. auch Geiz und Habgier, Orientierung auf materielle Dinge.

Grau
- Grau ist in der Aura von Menschen, die stumpf sind oder sehr stark an Konventionen haften. Es deutet auf einen Mangel an Vitalität und evtl. auf Krankheit hin.

Schwarz
- Hier zeigt sich Dunkelheit auf allen Ebenen an.
- Schwarz ist die Verneinung des Lebens selbst, Hass, Angst, äußerste Ablehnung des Lebensflusses.

Was sind Energieblockaden

Energie-Blockierungen oder Energieblockaden sind Ballungen von Energien unserer Gedanken und Gefühle, die so niedrig schwingend und dunkel sind, dass sie sich in sich zusammenziehen. Wie bekannt zieht Kälte alles zusammen, alles wird klein. Die Gedanken und Gefühle, die unsere Seele kennt aus alten Erfahrungen, die sie im Laufe ihrer Evolution gesammelt und gespeichert hat, werden wieder freigesetzt, aktiviert und verstärkt wahrgenommen. Wir reagieren aus der Summe unserer Erfahrungen heraus.

Je niedriger die Schwingungen, desto weniger LICHT enthalten diese Gefühlsenergien und sind entsprechend kalt und dunkel.

Blockierungen sind also immer kalt. Man spürt Kälte in den Händen bei der Energiebehandlung.

Die Chakren und zumeist auch die Energiemeridiane sind durch negative Gedanken und Gefühle blockiert und der Energiefluss gerät ins Stocken.

Von allein können sich diese Blockierungen schwer auflösen, die zusammenziehende Kraft ist oft zu groß.

Dazu ist viel Wärme, viel Helligkeit und Energie nötig, um die Dunkelheit und Kälte aufzulösen.

Wenn man in Liebe vergeben und verzeihen kann, wenn man oft oder immer in tiefer Liebe und Freude lebt, lösen sich solche Energieblockierungen auf. Durch die Energiearbeit wird dieses bewusst.

Was Blockaden bewirken können

- Blockierungen können innere und äußere Harmonie verhindern
- Blockierungen verhindern das Erleben innerer Freiheit
- Glückliche Partnerschaften können verhindert werden
- Die Erfüllung der Lebensaufgabe kann sich verzögern

- Probleme innen und außen treten auf
- Ängste können uns beherrschen
- Süchte können unser Leben zerstören und uns und anderen um uns Schmerz und Leid bringen
- Chronische Schmerzen
- Körperliche oder/und psychische Krankheiten

Energieräuber

- Neonlicht
- Kaltes Wasser
- Haushaltsbrennstoffe, z.B. Gas und Heizöl
- Ständige Motorengeräusche und andere technische Geräusche
- Chemikalien, Autoabgase, Rauch, Rauchen
- Magnetische Felder, Röntgenstrahlen
- Elektrische Apparate, Mikrowellen, Handies, CB-Funkgeräte
- Stromleitungen, Sendemasten
- Gedanken mit niedriger Schwingungsfrequenz, also z.B. wenn man schlecht über andere denkt
- Gefühle mit niedriger Schwingungsfrequenz, z.B. Neid, Misstrauen, Hass, Ärger, Eifersucht
- Angst, Furcht, Schrecken, Entsetzen, Grausen, auch wenn es nur »Spaß« ist (in Filmen)
- Stress und Anspannung
- Ermüdung, Schlafmangel
- Unklarheit, Verschwommenheit in Denken, Fühlen, Sprechen, Tun
- Lügen, auch die allerkleinsten Notlügen
- Mangelndes Selbstwertgefühl
- Mangelndes Trauen in GOTT, in das LEBEN
- Jegliche Sucht-Erscheinung
- Menschliche »klammernde« Liebe, die Bedingungen stellt, festhält und eifersüchtig ist
- Das Wahrnehmen von Lärm, angstvollem Rufen, Streit von anderen
- Alkohol jeder Art
- Verfälschte Nahrung, z.B. weißes Mehl, weißer Zucker
- Behandelte Nahrung, also auch alle Fertiggerichte
- Tiefkühlkost jeglicher Art
- Künstliches Aroma und künstlicher Farbstoff in der Nahrung
- Gekreuzte Beine
- Schlechte Haltung, krummer Rücken

Manchmal können Energieblockaden auch anhaftende Verstorbene sein!

Die lila Flamme der Selbstmeisterschaft bei Anhaftungen

Man visualisiert eine lila Flamme aus dem Stirnchakra, ca. 15 cm groß, die spiralförmig an den Füßen beginnend durch die ganzen Körper geht, erst den materiellen Körper, dann den Emotionalkörper, dann den Mentalkörper! Im Wechsel, wenn man am Kopf angekommen ist, beginnt man wieder an den Füßen und kreist in die andere Richtung.

Mit der Wikingerkraft aus dem Solarplexus wiederholt man immer wieder folgenden Satz:

»Alle unausgeglichenen Energien, die nicht zu mir gehören, verbrennen in der lila Flamme der Selbstmeisterschaft!«

Die Chakren

Wir wollen uns hier in diesem Buch hauptsächlich mit den 7 »Hauptchakren« befassen, die von 1–7 durchgehend nummeriert werden, und zwar von unten nach oben.

Ich weiß, ich hab's auch gelesen, viele Cleverle (das ist schwäbisch) haben schon das 8. Chakra, 9. Chakra und so weiter … entdeckt. Schön. Wir arbeiten jetzt mal mit 7.

Sieben ist sowieso meine Lieblingszahl.

Chakra ist ein »Sanskrit«-Wort. Sanskrit ist die alte indische Sprache. Es bedeutet Rad und es bezieht sich auf die 7 Energiezentren, die sich wie feinstoffliche Energieräder (wie Wirbel) drehen.

Die Chakren sind feinstoffliche Gebilde, die sich in verschiedene Richtungen drehen, mal linksrum, mal rechtsrum, und auf diese Art die Lebensenergie in unseren physischen Körper ziehen.

Wenn wir in der Heilerausbildung die Chakren mit dem Biotensor (Einhandrute) austesteten, stellten wir fest, dass bei einer Frau das

- Kronenchakra sich im Uhrzeigersinn,
- das Stirnchakra sich gegen den Uhrzeigersinn,
- das Halschakra sich im Uhrzeigersinn,
- das Herzchakra sich gegen den Uhrzeigersinn,
- der Solarplexus sich im Uhrzeigersinn,
- das Sexualchakra sich gegen den Uhrzeigersinn,
- das Wurzelchakra wieder im Uhrzeigersinn dreht.

Und fantastischerweise es sich bei einem Mann genau andersherum verhält. Das heißt von oben angefangen:

Das Kronenchakra dreht sich gegen den Uhrzeigersinn und das Stirnchakra im Uhrzeigersinn und so weiter … (Sie dachten wohl, ich zähle wieder alle auf? Nein.)

Und könnte das nicht die Ursache dafür sein, dass Frauen und Männer sich so anziehend finden, im wahrsten Sinne des Wortes?

Die Chakren funktionieren quasi wie Pumpen oder Ventile und regulieren den Energiefluss durch unser Energiesystem.

Die Schwingung der Chakren und die Schnelligkeit dieser Schwingung spiegeln den Bewusstseinsgrad und den Gesundheitszustand des jeweiligen Chakras.

Das Funktionieren der Chakren reflektiert die von uns getroffenen Entscheidungen bezüglich dessen, wie wir wählen auf die Bedingungen in unserem Leben zu antworten.

Das heißt im Klartext, das, was wir denken und fühlen, wird durch diese Schwingung ausgesendet und das Leben zieht die passenden Personen, Lebensumstände und Ereignisse an, damit wir diese Erfahrung als Lernlektionen bearbeiten können (müssen/sollten).

Sämtliche Erfahrungen, Gefühle, hauptsächlich Schuldgefühle und Traumen, die in unseren Energiekörpern der Aura gespeichert wurden, werden von den Chakren ausgeschwungen. Durch das Resonanzgesetz wird die passende Lebenssituation angezogen und so schaffen wir uns unsere eigene Realität durch unsere Gedanken und Gefühle. Jeder seine eigene.

1. Chakra: Wurzelchakra

(Basischakra)

Muladhara-Chakra (Sanskrit: Mula = Wurzel, adhara = Stütze)

Das erste Chakra befindet sich am Fuß der Wirbelsäule zwischen Anus, Genitalien und Steißbein.

Es ist die Basis des gesamten Chakra-Systems und steht für den Kontakt zum Körper, zur materiellen Existenz und zur Mutter Erde, der Quelle allen Seins.

Durch die Verbindung zum Element Erde hat es die dichteste Schwingungsenergie aller Chakren. Das Wurzelchakra bestimmt die tiefen inneren Überlebensmuster des Menschen, seine grundlegenden Motivationen und seine unbewussten Gewohnheiten.

Es steht auch auf der psychischen Ebene für Verwurzelung, frühe Erfahrung und ursprüngliche Zugehörigkeit.

Es bedeutet Heimat, die Fähigkeit, sich in sich und mit sich selbst zu Hause zu fühlen.

Hatte ein Mensch ein traumatisches Erlebnis im Alter zwischen 0 und 7 Jahren, könnte das Wurzelchakra geschwächt sein (z.B. Scheidung der Eltern, Missbrauch an Leib und Seele …). Denn in diesem Alter entwickelt ein Kind sein Urvertrauen. Es ist vollkommen auf die Fürsorge und den Schutz der Eltern angewiesen.

Zuordnung

Stabilität, Lebenswille, Lebenskraft, Selbsterhaltungstrieb, Sicherheit, Urvertrauen, Erdung, Aufnahme der Erdenergie

Physisch

Beckenboden, Dick- und Enddarm, Knochen, Beine und Füße, Zähne und Nägel, Blutbildung, Verdauung, Ischiasnerv, Drüsenfunktion der Nebennieren (Bildung von Kortison, Adrenalin, Noradrenalin – für Temperaturausgleich, Stressbewältigung, Allergieempfindlichkeit)

Störungsfrei

Lebenskraft, gute gesundheitliche Konstitution, Urvertrauen, Sicherheit, Geborgenheit, mit beiden Beinen auf der Erde, Ausdauer, Durchhaltevermögen, stabile Knochen und Nägel, gute Zähne, gute problemlose Verdauung und Ausscheidung

Störungen und Blockaden

Mangelnde Lebensenergie, wenig Lebensfreude, mangelndes Vertrauen ins Leben, Existenzängste, Misstrauen, Phobien (z.B. vor Spinnen oder Ähnlichem), psychische Kraftlosigkeit, Depressionen, Darmerkrankungen, Hämorrhoiden, Verstopfung, Durchfall, Kreuzschmerzen, Hexenschuss, Knochenerkrankungen, Osteoporose, Schmerzen in Beinen und Füßen, Krampfadern und Venenleiden, Blutarmut, Blutdruckschwankungen, stressbedingte Erkrankungen, allergische Beschwerden

Die Hauptthemen und Probleme

Sicherheit und Überleben in der physischen Welt, z.B. …
- die Angst, sich und seine Familie nicht mit dem Lebensnotwendigsten versorgen zu können, also Existenzangst;
- das Gefühl fehlender Sicherheit, der physischen und psychischen Bedrohung durch die Umwelt, wobei man sich rechtlos fühlt und unfähig, für den eigenen Schutz und die eigenen Belange einzustehen;
- das Gefühl, nirgendwo hinzugehören, nirgendwo richtig zu Hause zu sein;
- die Angst davor, die eigenen Ziele nicht erreichen und die eigenen Bedürfnisse nicht befriedigen zu können;

- das Gefühl, völlig auf sich selbst gestellt zu sein, niemanden zu haben, an den man sich um Hilfe wenden könnte, ganz allein auf der Welt zu sein.

2. Chakra: Sakralchakra

(auch Sexualchakra)

Svadhisthana-Chakra (Sanskrit: Svadhisthana = Süße, Lieblichkeit)

Das zweite Chakra sitzt im Bereich der unteren Wirbelsäule und der Geschlechtsorgane. Es gibt ein hinteres und ein vorderes Sakralchakra, das hintere befindet sich auf Höhe des Kreuzbeins.

Es steht für schöpferische Lebenskraft, die sich in Kreativität und Sexualität, Fortpflanzung und Geburt ausdrückt.

Hatte ein Mensch ein traumatisches Erlebnis im Alter zwischen 7 und 14 Jahren, könnte das Sexualchakra geschwächt sein. In diesem Alter entdeckt ein Kind seine Sexualität. Es kommt zu ersten Begegnungen mit dem anderen Geschlecht.

Zuordnung

Sexualität, Sinnlichkeit, Fortpflanzung, Arterhaltung, Kreativität, schöpferische Lebensenergie, Emotionen

Physisch

Beckenraum, Kreuzbeinbereich, Geschlechts- und Unterleibsorgane, Keimdrüsen, Gebärmutter, Nieren, Blase, Prostata, Entgiftung, Blutkreislauf, Lymphfluss, Hüftgelenke, Lendenwirbelsäule, Immunsystem

Störungsfrei

Sinnlichkeit, Lebensfreude, schöpferische Kraft, Kreativität, sexuelle Energie, Lust am Leben, positive Bindungen zu anderen Menschen und zum anderen Geschlecht, Selbstbewusstsein, Begeisterungsfähigkeit

Störungen und Blockaden

Unfähigkeit, das Leben zu genießen, seelische Kraftlosigkeit, Motivationslosigkeit, Eifersucht, Schuldgefühle, zwanghaftes Sexualverhalten, Sexgier, sexuelles Desinteresse, Suchtgefährdung, starke Stimmungsschwankungen, Triebhaftigkeit, Menstruationsbeschwerden, Erkrankungen von Gebärmutter und Eierstöcken, Prostata- und Hodenerkrankungen, Potenzstörungen, Pilzerkrankungen der Geschlechtsorgane, Geschlechtskrankheiten, Nierenerkrankungen, Blasenprobleme, Harnwegsinfektionen, Schmerzen im Bereich der Lendenwirbelsäule, Hüftschmerzen, Folgeerscheinungen mangelnder Entgiftung

Die Hauptthemen und Probleme

Macht und Kontrolle in der physischen Welt, auch über andere, Geld, Sex, z.B. …

- das Gefühl, sexuell machtlos und ausgeliefert zu sein, z.B. bei sexuellem Missbrauch, aber auch in einer durch Manipulation und Kontrolle bestimmten Beziehung zu leben;
- das Gefühl, sexuell nicht anziehend zu sein, Abneigung gegen Sexualität im Allgemeinen, Unbehagen gegenüber der sexuellen Machtposition des Partners / der Partnerin oder generell gegenüber dem anderen Geschlecht; Ablehnung oder Schuldgefühle im Zusammenhang mit der eigenen Sexualität / den eigenen sexuellen Bedürfnissen;
- Furcht vor Schwangerschaft und Geburt, Schuldgefühle, die Erziehung der eigenen Kinder betreffend;
- geringes Selbstwertgefühl durch mangelndes Einkommen, Unbehagen durch das Gefühl, von anderen finanziell abhängig zu sein;
- Wut darüber, von anderen manipuliert zu werden;
- das Gefühl, wegen seiner Rasse, Farbe, seines Geschlechts von anderen diskriminiert zu werden;
- das Gefühl großer Unsicherheit, so dass man andere manipulieren muss, um sich einigermaßen besser zu fühlen;

- jegliche Art von Unehrlichkeit in finanziellen, sexuellen oder anderen zwischenmenschlichen Beziehungen;
- die Angst vor Armut, die Angst, nie genug zu haben.

3. Chakra: Solarplexus

Manipura-Chakra (Sanskrit: Manipura = leuchtender Juwel)

Der Sitz des dritten Chakras ist der Nabelpunkt bis auf die Höhe der Rippenbögen (das Sonnengeflecht). Es gibt ein vorderes Manipura-Chakra und ein hinteres auf dem mittleren Rücken.

Es ist der Ort der verborgenen Schätze, der Mittelpunkt von Tatkraft und Lebendigkeit.

Es ist der zentrale Punkt für die Aufnahme, Umwandlung und Verteilung von Energie.

Das dritte Chakra ist der Speicher der verfügbaren Kraft des Menschen, die jederzeit genutzt werden kann, um die Herausforderungen des Lebens zu meistern.

Hier sitzt die ICH-KRAFT, die WIKINGERKRAFT!!!!! Es bestimmt das Gefühl von psychischer Ausgeglichenheit und Zentriertheit.

Hatte ein Mensch ein traumatisches Erlebnis im Alter zwischen 14 und 21 Jahren, könnte der Solarplexus geschwächt sein.

Zuordnung

Willenskraft, Selbstvertrauen, Persönlichkeit, Entwicklung des Ich, Selbstkontrolle, Gefühle, Sensibilität, Macht, Durchsetzungskraft.

Physisch

Magen, Dünndarm, Leber, Milz, Gallenblase, Verdauungsprozess, vegetatives Nervensystem, Bauchspeicheldrüse

Störungsfrei

Hohes Maß an Energie und Lebendigkeit, Selbstbewusstsein, Ziele werden verwirklicht, Tatkraft, starke Persönlichkeit, Macht im positiven Sinne einhergehend mit Sensibilität und Mitgefühl, intuitive Entscheidungen (aus dem Bauch heraus), Gefühle können akzeptiert und gelebt werden, gute Nerven, guter Schlaf

Störungen und Blockaden

Wenig Lebensenergie, Gefühlskälte, Gleichgültigkeit, Unsicherheit, mangelndes Selbstbewusstsein, Machtbesessenheit, übertriebener Ehrgeiz und Leistungsdenken, Rücksichtslosigkeit, Wutanfälle, Essstörungen, Schlafstörungen, Ziele werden nicht erreicht, keine Durchsetzungskraft, blockierte Gefühle, Magenerkrankungen, Sodbrennen, Erkrankungen von Leber, Milz- und Gallenblase, Gelbsucht, Verdauungsstörungen, Schmerzen in der Lendenwirbelsäule, Nervenerkrankungen, Diabetes mellitus, Übergewicht

Die Hauptthemen und Probleme

Persönliche Macht, Furcht vor Ablehnung, Furcht vor der Übermacht anderer, Einschüchterung, mangelndes Selbstwertgefühl, Überlebensinstinkt. Hier liegen viele Angst- und Wutmuster, die durch Mangel an persönlicher Macht ausgelöst werden, tiefe innere Krisen, z.B. die Unfähigkeit, sich selbst und anderen zu trauen, z.B. …

- Befangenheit und Schüchternheit, die verhindern, dass man Beziehungen oder Situationen schafft, welche auf Gleichwertigkeit basieren;
- die Angst, für sich selbst Verantwortung zu übernehmen und Verantwortung für die eigenen Finanzen, die eigenen Gedanken, Einstellungen und Handlungen;
- Ärger darüber, für einen anderen Verantwortung tragen zu müssen, der dazu entweder nicht in der Lage ist oder sich seiner Eigenverantwortung entzieht;
- Furcht, die daher kommt, dass man sich als unfähig empfindet, Entscheidungen für sich selbst zu treffen;

- Wut über Eingriffe in die persönlichen Entscheidungen,
- Furcht vor Kritik bzw. das Bedürfnis, andere zu kritisieren, um die eigene Macht zu spüren;
- Ärger und Frust aus der Unfähigkeit heraus, sich von den Erwartungen anderer zu befreien;
- Angst vor Versagen.

4. Chakra: Herzchakra

Anahata-Chakra (Sanskrit: Anahata = nicht angeschlagen, unbeschädigt)

Es befindet sich in der Mitte der Brust, am Brustbein auf der Höhe der Brustwarzen. Es gibt auch ein hinteres Herzchakra zwischen den Schulterblättern.

Es ist die Verbindung der unteren drei Chakren, die die Instinkte regulieren, mit den höheren Energien des Geistes und des menschlichen Bewusstseins. Das Herzchakra ist das Zentrum der emotionalen Wahrnehmung. Hatte ein Mensch ein traumatisches Erlebnis im Alter zwischen 21 und 28 Jahren, könnte das Herzchakra geschwächt sein.

Zuordnung

Liebe, Mitgefühl, Menschlichkeit, Zuneigung, Geborgenheit, Offenheit, Toleranz, Herzensgüte

Physisch

Herz, Lunge, Bronchien, Blutkreislauf, Blutdruck, Haut, Arme und Hände, oberer Rücken, Schultern, Thymusdrüse (Immunsystem)

Störungsfrei

Mitgefühl, tiefes Verständnis und Sich-hinein-Versetzen, Überwindung von eigennützigem Denken und Handeln, umfassende uneigennützige Liebe, Toleranz gegenüber Andersdenkenden und fremden Kulturen, es fällt leicht für andere Verantwortung zu übernehmen, auch sich selbst trotz Schwächen und Fehlern liebevoll anzunehmen, Herzenswärme

Störungen und Blockaden

Lieblosigkeit, Herzenskälte, Verbitterung, Kontaktschwierigkeiten, Einsamkeit, Probleme, Liebe anzunehmen, Beziehungsprobleme, koronare Herzerkrankungen und Angina Pectoris, Herzrhythmusstörungen, hoher oder niedriger Blutdruck, erhöhte Cholesterinwerte, Durchblutungsstörungen, Lungenerkrankungen, Asthma, Atembeschwerden, häufige Erkältungen, Allergien, Schmerzen in der Brustwirbelsäule und den Schultern, Rheuma in Armen und Händen, Hauterkrankungen

Die Hauptthemen und Probleme

Alles, was mit Liebe zu tun hat, Kreativität des Herzens, dem Wunsch des Herzens folgend, Liebe zu anderen Lebensformen. Die nachfolgend aufgeführten Sorgen, Ängste und Probleme und die daraus resultierenden Verhaltensmuster beeinträchtigen insbesondere die Energie des Herzchakras, z.B. …

- die Angst, nicht geliebt zu werden, nicht wert zu sein, geliebt zu werden;
- Schuldgefühle, weil man einen Menschen innerlich ablehnt oder vernachlässigt, z.B. die eigenen Eltern oder Kinder;
- Neid, Eifersucht oder Ablehnung, weil man der Meinung ist, dass andere mehr Liebe und Aufmerksamkeit als man selbst erhalten;
- die Angst, Gefühle zu zeigen und zu erwidern;
- Verunreinigung der Gefühle durch negative Wertungen anderer und durch Vorurteile gegen andere;
- Verhärtung der Gefühle durch Festhalten an alten Verletzungen und Wunden sowie negative Einstellung gegenüber anderen;
- Angst und Verbitterung, weil man meint, nicht vergeben zu können, oder weil man Vergeben/Verzeihen strikt ablehnt;
- das Muster, immer wieder Beziehungen aufzubauen, die emotional unerfüllt bleiben oder auch Missbrauch beinhalten;

- etwas zu tun oder mit jemandem zusammen zu sein, ohne dass das Herz dabei ist;
- so starke Verzweiflung und Kummer, dass im wahrsten Sinne des Wortes »das Herz bricht«.

5. Chakra: Halschakra

(Kehlchakra)

Vishuddha-Chakra (Sanskrit: Vishuddhi = reinigen)

Das Hals- oder Kehlchakra befindet sich im Hals auf Höhe der Kehle. Es gibt ein vorderes und ein hinteres Halschakra.

Es ist das Chakra der Transformation, Mittler zwischen innerer und äußerer Welt, zwischen Kopf und Bauch, Geist und Körper, Denken und Fühlen.

Es ermöglicht den Schritt aus dem Bekannten ins Unbekannte, das Loslassen von Überholtem und die Begrüßung des Neuen.

Hatte ein Mensch ein traumatisches Erlebnis im Alter zwischen 28 und 35 Jahren, könnte das Halschakra geschwächt sein.

Zuordnung

Kommunikation, Wortbewusstsein, Inspiration, Wahrheit, mentale Kraft, Ausdruck der Kreativität, Musikalität, Selbstausdruck, Meinung sagen können

Physisch

Hals, Kehlkopf, Kiefer, Speise- und Luftröhre, Atmung, Stimme, Halswirbelsäule, Nacken, Schultern, Ohren, Schilddrüse (Stoffwechsel, Nervensystem)

Störungsfrei

Verbale und kreative Ausdrucksfähigkeit, Sprachgewandtheit, Kommunikationsfähigkeit, bewusster Umgang mit Worten (Wahrhaftigkeit), schöne Stimme, Musikalität

Störungen und Blockaden

Schwierigkeiten, Gefühle und Gedanken in Worte zu fassen, Angst, seine eigene Meinung zu vertreten, Hemmungen, Schüchternheit, kein Zugang zur inneren Stimme, Halsschmerzen, Hals- und Mandelentzündungen, Heiserkeit, Sprachstörungen, z.B. Stottern, Mundhöhlen-, Zahnfleisch- Kieferentzündungen, Schmerzen in der Halswirbelsäule, Nacken und Schultern, Über-/ Unterfunktion der Schilddrüse und damit einhergehende Störungen wie z.B. Nervosität/Antriebsschwäche

Die Hauptthemen und Probleme

Entwicklung der Willenskraft, Selbstausdruck. Einige der am häufigsten auftretenden Ängste und negativen Verhaltensmuster, die im Zusammenhang mit der Willenskraft stehen, sind ...

- die Angst, sich selbst zu behaupten und für seine Rechte einzustehen; das kann so weit gehen, dass man sich von anderen unterdrücken lässt;
- Angst, die eigenen Bedürfnisse, Gefühle oder Meinungen zu äußern; dadurch kann fast völlig jegliche Kreativität erstickt werden;
- Unehrlichkeit und Lügen, um Gefühle zu verbergen oder die Verantwortung für eigene Handlungen zu verleugnen;
- Missbrauch der Willenskraft, um das Leben anderer zum Zwecke des eigenen Vorteils zu kontrollieren und zu beeinflussen;
- Reue und gegen sich selbst gerichtete Aggression, weil man unfähig ist zu sagen »Ich liebe dich«, »Ich vergebe dir« oder »Verzeih mir«.
- die Unfähigkeit, Trauer, Schmerz oder Kummer auszudrücken, einschließlich der Unfähigkeit, zu weinen;
- jahrelang angesammelter Schmerz und Scham über die vielen Gelegenheiten im Leben, bei denen man nicht wagte, für sich selber einzustehen;
- weil man die Entscheidungen über sich selbst und das eigene

Leben anderen überlässt, bleibt die eigene Willenskraft unentwickelt;

- man übertreibt gern und verbiegt die Wahrheit, man redet schlecht über andere.

6. Chakra: Stirnchakra

(Drittes Auge)

Ajna-Chakra (Sanskrit: Ajna = wahrnehmen)

Es befindet sich zwischen den Augenbrauen und der Nasenwurzel. Es gibt ein vorderes Stirnchakra und ein hinteres Stirnchakra, das hintere befindet sich 1 Finger breit über der Medulla Oblongata.

Es ist der Sitz des Geistes und steht für Intuition und tiefe innere Einsicht.

Eine ausgeglichene Energie im 6. Chakra gibt die Fähigkeit zu innerer Klarheit und Geistiger Freiheit. Hatte ein Mensch ein traumatisches Erlebnis im Alter zwischen 35 und 42 Jahren, könnte das Stirnchakra geschwächt sein.

Zuordnung

Intuition, Weisheit, Erkenntnis, Wahrnehmung, Phantasie, Vorstellungskraft, Selbsterkenntnis

Physisch

Sinnesorgane: Augen, Ohren und Nase, Tastsinn, Nebenhöhlen, Gehirn, Hypophyse (und damit das gesamte Hormon- und Nervensystem)

Störungsfrei

Gutes Gedächtnis und Konzentrationsfähigkeit, gute Intuition und Erkenntnis höherer Wirklichkeiten über das Alltagsbewusstsein hinaus, übersinnliche Wahrnehmung (Telepathie), gute Vorstellungskraft und viel Phantasie, Geistige Klarheit, Selbsterkenntnis

Störungen und Blockaden

Konzentrations- und Lernschwächen, fehlende Einsicht und Phantasie, ein unruhiger Geist, Schizophrenie, Ängste und Wahnvorstellungen, Aberglauben und Geistige Verwirrung, Stimmungstiefs (Sinnlosigkeit), Kopfschmerzen und Migräne, Gehirnerkrankungen, Augenleiden, Ohrenleiden, chron. Schnupfen und Nebenhöhlenentzündungen, Erkrankungen des Nervensystems und neurologische Störungen

Die Hauptthemen und Probleme

Intelligenz, höheres Wissen, Weisheit, Intuition; außerordentlich viele Ängste und negative Verhaltensmuster hängen mit der Energie des 6. Chakras zusammen, z.B. ...

- die Angst, in sich selbst zu schauen;
- die Angst vor der eigenen Intuition; dadurch verliert man seine Empfindsamkeit;
- Missbrauch des Intellekts durch Täuschung oder zum Schaden anderer;
- Täuschung sich selbst gegenüber, um nicht die Wahrheit über sich erkennen zu müssen;
- die Angst, nicht intelligent genug zu sein;
- Starrheit durch festgefahrene negative Verhaltensmuster, die keine positive Veränderung zulassen;
- Eifersucht und Neid auf die kreativen Fähigkeiten anderer;
- die Weigerung, aus seinen Lebenserfahrungen Lehren zu ziehen; stattdessen macht man andere für die eigenen Probleme verantwortlich.

7. Chakra: Kronenchakra

(Scheitelchakra)
Sahasrara-Chakra (Sanskrit: Sahasrara = tausendfältig, tausendfach)

Das 7. Chakra ist helles Licht, in ihm sind die sieben Farben des Regenbogens im Weiß vereint. Es besteht aus vielen, unzähligen Minichakren und wird deshalb im Sanskrit auch 1000-blättriger Lotus genannt.

Das Kronenchakra liegt am Scheitelpunkt, dem höchsten Punkt des Kopfes.

Hier finden die Begegnung mit der Unendlichkeit und die unmittelbare Erfahrung der Transzendenz statt. Höheres Bewusstsein entfaltet sich als reines Sein und vollständige Wachheit. Erleuchtung!

Hatte ein Mensch ein traumatisches Erlebnis im Alter zwischen 42 und 49 Jahren, könnte das Kronenchakra geschwächt sein.

Zuordnung

Spiritualität, Gotterkenntnis/Gottvertrauen (Ishvarapranidhana), Erleuchtung, Religiosität, Vollendung

Physisch

Mittelhirn, Zirbeldrüse (Epiphyse) (Schlaf-Wach-Rhythmus), ist nicht einzelnen Organen zugeordnet, sondern hat eine schützende Wirkung auf den gesamten Organismus

Störungsfrei

Spirituelles Verständnis, Selbstverwirklichung, tieferer innerer Frieden, und (vorausgesetzt, auch alle anderen Chakren sind voll entwickelt und frei von Störungen) Erleuchtung, Vollendung

Störungen und Blockaden

Verhaftung in der materiellen Welt, ein Gefühl von Mangel, Leere und Unzufriedenheit, Weltschmerz, Dumpfheit, Geistige Erschöpfung, Verneinung der Schöpferkraft, Immunschwäche, Nervenleiden, Lähmungserscheinungen, Multiple Sklerose, Krebserkrankungen, Ein- und Durchschlafstörungen

Die Hauptthemen und Probleme

Das Leben annehmen, die Lebensaufgabe erfüllen, den Sinn des Lebens erkennen; Probleme, die mit diesem Chakra zusammenhängen, betreffen immer das gesamte Leben des Menschen, z.B. ...

- das Gefühl, ein Leben in völliger Bedeutungslosigkeit zu führen;
- Glaubenskrisen (spirituelle Krisen);
- totale Verunsicherung, weil man sich und dem Leben nicht traut;
- fehlender Mut
- die Angst, sich selbst zu verändern, d. h. auch, sich selbst kennen zu lernen;
- Beschränktheit des Denkens, des Horizonts, »nicht über den eigenen Tellerrand hinausschauen können«;
- die Weigerung, innerlich zu wachsen und sich weiterzuentwickeln und damit die Verantwortung für sich selbst und die Anforderungen des eigenen Lebens zu übernehmen.

Chakren können nicht nur durch traumatische Erlebnisse geschwächt werden, sondern auch durch scheinbar unspekulative Ereignisse. Geschieht das im Entwicklungsstadium eines Kindes, können sich Glaubenssätze bilden.

Die Flitzeflügel anschnallen

Ha! Erwischt! Sie haben sich an der »feinstofflichen Anatomie« vorbeigemogelt und wollen direkt zu Ihren Flitzeflügelchen!?!

O.k., dann noch einmal in Kürze, worum es geht:

Schließen Sie Ihre Augen und stellen sich bitte vor:

Sie leben genau das Leben, das Sie sich erträumen. Leben in einem wunderbaren Haus, in dem Sie sich entspannen und das Leben genießen können. Sie leben dort mit Menschen, die Sie aufrichtig lieben und von denen Sie aufrichtig geliebt werden. Ihr Traumpartner / Ihre Traumpartnerin trägt Sie auf Händen, steht in allen Belangen zu Ihnen, gibt Ihnen Wertschätzung, Anerkennung und vollkommenes Vertrauen. Sie arbeiten in Ihrem Traumberuf, der absolut Ihre Berufung ist, und Sie haben immer genug Geld zum Leben. In Ihrer Freizeit genießen Sie Ihre individuellen Bedürfnisse und haben immer genug Zeit und Muße dafür, sich weiterzuentwickeln. Sie strahlen von innen, man sieht es an Ihren Augen. Sie haben einen gesunden, schönen Körper und genießen Ihren inneren und äußeren Reichtum. Sie leben in Fülle, in Anerkennung und Liebe. Ihre Intuition und Ihre Geistigen Fähigkeiten sind vollkommen entwickelt und Sie sind der Schöpfer Ihres Lebens. Sie sind der Meister, die Meisterin Ihres Lebens! Sie sind frei von Ängsten, Neurosen, Minderwertigkeitsgefühlen und leben in vollkommener innerer Freiheit ....

Sie können jetzt Ihre Augen wieder öffnen!

Was ist, denken Sie jetzt: »Das geht doch nicht! Unmöglich! Die spinnt doch!«

Geht nicht – gibt's nicht! Und ein Ja, aber – gibt's erst recht nicht!

Es geht darum, frei zu werden von altem Schmodder aus der Vergangenheit. Ballast, zumeist aus unserer Kindheit, den wir bis zum Abwinken das ganze Leben mit uns rumgetragen haben.

Und es geht darum, alte Gefühle und alte Gedankenmuster loszulassen. Jede Erfahrung, die wir jemals machten, erzeugte einen Gedanken und ein Gefühl dazu. Alle Gefühle und Gedanken, die wir jemals hatten, werden in unserer Seele gespeichert. Dazu bedient sich die Seele Ihrer energetischen Körper, die als Speicherorgane zur Verfügung stehen. Diese gespeicherten Gefühle und Gedanken werden ständig über unsere Chakren durch Schwingungen ausgesendet. Diese Schwingungen treffen als Resonanzgesetz direkt beim Kosmos-Versandhaus ein und werden umgehend beliefert.

Zum Beispiel Henry fühlt sich als Versager, fühlt dieses und denkt das auch über sich ... seine Chakren schwingen diesen Gedanken und dieses Gefühl aus ... und das Resonanzgesetz muss sich erfüllen! Henry bekommt die passende Lebenssituation zu seinen Gefühlen und Gedanken. Denn Henry ist ein Schöpfer mit freiem Willen, wie Sie und ich auch, wie jeder! Unsere Gedanken und unsere Gefühle schaffen unsere Realität. So kann man behaupten, und das tue ich, es gibt so viele Wirklichkeiten, wie es Menschen gibt!

Und so kann man behaupten, und das tue ich, dass unser Karma das Resultat unserer Erlebnisse, unserer Gedanken über diese Erlebnisse und die Gefühle zu diesen Erlebnissen ist. Und dass wir es in unserer Seele ständig mit uns herumschleifen. Und über unsere Chakren ausschwingen ... und so wieder über das Resonanzgesetz präsentiert bekommen ... in einer Endlosschleife ... bis:

Ja, bis man bereit ist, den zähen Nudelteig abzustreifen, die Flitzeflügel anschnallt und beginnt loszuleben ...

Glaubenssätze loslassen

Kinder können noch nicht unterscheiden, ob eine Bemerkung der Mutter oder des Vaters nur aus einer kleinen Ungeduld heraus gemacht wird. Sie beziehen alles direkt auf sich selbst und ihren Selbstwert und sehen auch nur so leicht dahingeworfene Bemerkungen immer als Kriterium dafür an, ob sie geliebt oder nicht geliebt werden.

Zum Beispiel: Die Mutter unterhält sich mit einer Nachbarin und das Kind will sie etwas fragen. Es versucht einige Male, dazwischenzugehen, und sie sagt unwillig: »Stör mich jetzt nicht, siehst du nicht, dass ich etwas Wichtigeres zu tun habe?« – Das Kind empfängt einen Schmerz und registriert unbewusst: »Ich bin nicht so wichtig wie andere«, »Andere sind wichtiger als ich«, »Ich bin unwichtig«. Das läuft unbewusst ab, ist schnell vergessen – aber in allen Chakren des Kindes, besonders im Herz-Chakra, dem Zentrum unserer Gefühle, haben sich Blockierungen gebildet, die nun das Selbstwertgefühl dieses Kindes mindern und damit sein ganzes zukünftiges Leben überschatten.

- Ich bin nichts wert
- Ich bin unwichtig
- Ich bin unfähig
- Ich bin ungeschickt
- Ich bin zu klein (in jeder Beziehung)
- Ich bin nicht wert, geliebt zu werden
- Ich bin nicht wert, anerkannt zu werden
- Ich verdiene keine Liebe
- Ich verdiene keine Fülle
- Ich verdiene keine Aufmerksamkeit
- Ich verdiene keine Anerkennung
- Ich habe nie Erfolg
- Ich kann nichts erreichen
- Andere werden immer bevorzugt
- Ich bin sündig

- Ich bin schmutzig
- Ich bin schuldig
- Mädchen/Frauen sind minderwertig
- Ich bin als Mann/Frau nicht anziehend für andere
- Ich bin ein Nichtsnutz (… zu nichts nütze)
- Ich bin ein Versager
- Ich kann nichts (… habe zwei linke Hände)
- Ich bin hilflos
- Ich bin machtlos
- Ich muss mich ducken (unterordnen)
- Ich darf meine Meinung nicht sagen
- Ich mache immer alles falsch
- Ich muss mich verstecken, damit mich keiner sieht
- Ich bin hässlich
- Ich muss mich schämen

Wie können wir solche Glaubenssätze auflösen?

Am allerwichtigsten ist es, dass ein werdender Heiler vorrangig seine eigenen Glaubenssätze auflöst. Denn durch das Resonanzgesetz zieht man sich »seine« Patienten an, nämlich die, die die gleichen Muster in sich tragen.

Jeder Mensch, nicht nur derjenige, der seine Berufung als Heiler leben möchte, ist angehalten seine Glaubensmuster aufzulösen.

Hierfür eignet sich hervorragend die Arbeit mit der lila Flamme der Selbstmeisterschaft.

Die lila Flamme der Selbstmeisterschaft, um Glaubenssätze aufzulösen:

Ist man seinem oder mehreren Glaubenssätzen auf die Spur gekommen, kann man sie mit der lila Flamme der Selbstmeisterschaft eliminieren:

Am besten legt man sich entspannt hin und geht für sich innerlich in die Absicht:

Ich werde jetzt den Glaubenssatz ... z.B. ich bin nicht wert, geliebt zu werden, auflösen.

Früher dachte ich, ich bin nicht wert, geliebt zu werden, doch nun bin ich bereit, diesen Irrtum loszulassen.

Man visualisiert aus seinem 3. Auge, dem Stirnchakra, eine lila Flamme, ca. 15 cm groß.

Zuerst reinigt man den materiellen Körper:

Man lässt diese lila Flamme spiralförmig, bei den Füßen beginnend, bis zum Kopf im Inneren des Körpers kreisen und denkt dabei mit der Wikingerkraft aus dem Solarplexus:

»Alle unausgeglichenen Energien, die nicht mehr zu mir gehören, verbrennen in der lila Flamme der Selbstmeisterschaft!«

Ist man oben am Kopf angekommen, beginnt man wieder unten an den Füßen und kreist dann in die andere Richtung. Und das immer wieder im Wechsel, und das so lange, bis sich die Flamme so leicht im Kreisen anfühlt, wie ein heißes Messer durch Butter geht.

Nun reinigt man den Emotionalkörper, das geht fast genauso, nur lässt man hier die Flamme außerhalb des Körpers kreisen (dicht am Körper):

Auch hierbei denkt man:

»Alle unausgeglichenen Energien, die nicht mehr zu mir gehören, verbrennen in der lila Flamme der Selbstmeisterschaft!«

Wenn sich die lila Flamme leicht führen lässt, geht man weiter und reinigt den Mentalkörper auf die gleiche Weise (dicht außerhalb des Körpers):

»Alle unausgeglichenen Energien, die nicht mehr zu mir gehören, verbrennen in der lila Flamme der Selbstmeisterschaft!«

Es ist immer sehr spannend zu fühlen, wie sich das Führen der Flamme verändert. Es kann gut sein, dass sie anfangs zäh wie Spätzlesteig (Nudelteig) geht oder eckig und mit jeder weiteren Runde immer leichter geht. Es ist faszinierend zu erkennen, dass sich da tatsächlich etwas löst!

Die Kosmische Chakrenatmung

Wenn Sie kein Querleser sind und das Buch von vorne gelesen haben, erinnern Sie sich an das Kapitel:

»Meine kleine Lebensphilosophie«.

Erinnern Sie sich an die Stelle, wo geschrieben steht, wie die Seele sich schuldig fühlt?

Nun hat die Seele die Möglichkeit, ihr vergangenes Leben in diesem Filmtheater zu betrachten.

Und nun hat die Seele das ganze Leben bildhaft und auch gefühlshaft vor Augen. Sie sieht und fühlt die Gefühle, die sie bei anderen Menschen, ja auch bei Tieren ausgelöst hat. Im Guten wie im Schlechten! Sie sieht die Wirkungen, die sie verursacht hat, sie sieht, wo sie nicht gehandelt hat, weil sie entscheidungsunfähig oder zu oberflächlich war, zu gefühlskalt und zu egoistisch.

Sie sieht, wo sie zu lieblos, zu geldgierig und zu berechnend war. Sie sieht ihre Lügen, ihre Selbstverleugnung und auch ihre Sturheit. Diese Liste ist unendlich lang fortsetzbar, ich möchte dies Ihnen ersparen.

Ich könnte mir gut vorstellen, dass dieser Seele Tränen über das Gesicht laufen. Und nun trifft sie eine Entscheidung, hoffentlich! Sie erkennt ihr mangelhaftes Menschsein und möchte dies in einer neuen Inkarnation (lat.»Fleischwerdung«) wiedergutmachen.

Hier an dieser Stelle entsteht ein großes Schuldgefühl. Und die Geistige Welt gibt mir recht, wenn ich in meinen Ausbildungen den Schülern immer sage: Hier wird mit dem Schuldgefühl so arg übertrieben, dass sich diese Schuld mit in das nächste Leben trägt und so manche Handlung ungünstig beeinflusst. Eben geprägt von einem übermächtigen Schuldgefühl, das oft am Verstand zweifeln lässt.

Nach dem ersten Teil der Ausbildung bekommt der Heilerschüler einige kleine Hausaufgaben. Dazu gehört die **Kosmische Chakrenatmung**.

Doch zuerst möchte ich einige Begrifflichkeiten erklären, z.B. das »Erleichterungsgefühl«:

Stellen Sie sich bitte vor, Sie tragen in beiden Händen einen Eimer, vollgefüllt mit Wackersteinen. Die Eimer haben nur einen schmalen Metallbügel und jeder wiegt 35 Kilo schwer. (O.k., bei Frauen nur 20 Kilo, aber das ist ja auch heftig!)

Und Sie müssen diese beiden Eimer 500 Meter weit tragen. Dort, nach 500 Metern erfahren Sie, dass Sie diese Eimer nicht absetzen dürfen und Sie noch einmal 250 Meter weitertragen sollen! Und nun stellen Sie sich das Gefühl vor, wenn Sie die Eimer hinstellen dürfen. Ist das nicht ein AHHHHHH-Gefühl?

Dieses AHHHHHH-Gefühl meine ich mit dem Erleichterungsgefühl, über das ich nun öfters schreiben werde:

Sie legen sich entspannt hin und gehen in die Absicht, nun die Chakrenatmung zu machen.

In der ersten Woche (7 Tage lang) nach dem ersten Ausbildungsteil atmen Sie folgender Weise:

Sie stellen sich vor, Sie atmen durch Ihr **Wurzelchakra** rote Energie ein, so als ob Ihre Nase und Mund dort mitten im Wurzelchakra wäre. Rote Energie ein- und ausatmen. Sie konzentrieren sich dabei auf Ihr Wurzelchakra und fühlen hinein. Und es ist lustig, irgendwann spüren Sie das Erleichterungsgefühl, das AHHHHHH-Gefühl.

Dann gehen Sie weiter zum **Sakralchakra**. Wieder stellen Sie sich vor, Sie atmen durch Ihr Sakralchakra, dieses Mal orange Energie ein, so als ob Ihre Nase und Ihr Mund dort mitten im Sakralchakra wären. Orange Energie ein- und ausatmen. Sie konzentrieren sich dabei auf Ihr Sakralchakra und fühlen hinein. Und irgendwann spüren Sie das Erleichterungsgefühl, das AHHHHHH-Gefühl.

Nun dürfen Sie weitergehen.

Sie denken an Ihren **Solarplexus**, atmen durch den Solarplexus gelbe Energie ein und aus. Ganz ruhig und gemütlich, ohne Ihren natürlichen Atemrhythmus zu verändern, Sie sollen ja nicht hyperventilieren. Wenn Ihr Erleichterungsgefühl kommt, dürfen Sie weitergehen zum **Herzchakra**.

Hier atmen Sie in der gleichen Prozedur die Farbe Grün ein und aus.

Danach das **Halschakra**, hier atmen Sie Blau ein und aus bis zum Erleichterungsgefühl.

Weiter zum **Stirnchakra**. Hier wird Lila geatmet und zu guter Letzt das **Kronenchakra**, die Farbe Weiß.

Immer bis zum Erleichterungsgefühl.

Es wäre nicht schlimm, wenn Sie die Farbe nicht visualisieren könnten, nur der Gedanke an die Farbe Rot, zum Beispiel, lässt unwillkürlich auch Rot strömen.

Ab der zweiten Woche geht es an:

Schuld loslassen mit der Kosmischen Chakrenatmung

Anfangs gehen Sie vor wie in der ersten Woche:

Sie stellen sich vor, Sie atmen durch Ihr Wurzelchakra rote Energie ein, so als ob Ihre Nase und Ihr Mund dort mitten im Wurzelchakra wären. Rote Energie ein- und ausatmen. Sie konzentrieren sich dabei auf Ihr Wurzelchakra und fühlen hinein. Und es ist lustig, irgendwann spüren Sie das Erleichterungsgefühl, das AHHHHHH-Gefühl.

Nun ist das Chakra in seiner vollkommenen Funktion total entfaltet, man kann dies auf Aurafotos sehen, die Chakren sind dann groß wie Pfannenkuchen!

Nach dem Erleichterungsgefühl atmen Sie ohne Farbe in das Wurzelchakra hinein, Sie denken beim Einatmen: »Schuld« und beim Ausatmen denken Sie »loslassen«.

Das wiederholen Sie so oft, bis Sie es auch fühlen, nicht nur in Gedanken plappern.

Dann gehen Sie weiter zum Sakralchakra, atmen zuerst nur die Farbe Orange ein und aus, bis Sie das Erleichterungsgefühl spüren, dann die Gedanken beim Einatmen »Schuld«, beim Ausatmen »loslassen!«.

Weiter zum Solarplexus … Farbe Orange … Erleichterungsgefühl … Schuld … loslassen.

Herzchakra … Farbe Grün … Erleichterungsgefühl … Schuld … loslassen.

Halschakra … Farbe Blau … Erleichterungsgefühl … Schuld … loslassen.

Stirnchakra … Farbe Lila … Erleichterungsgefühl … Schuld … loslassen.

Kronenchakra … Farbe Weiß … Erleichterungsgefühl … Schuld … loslassen.

Was passiert bei dieser Chakrenatmung?

Sämtliche Erfahrungen, Gefühle, hauptsächlich Schuldgefühle und Traumen, die in unseren Energiekörpern der Aura gespeichert wurden, werden von den Chakren ausgeschwungen.

Durch das Resonanzgesetz wird die passende Lebenssituation angezogen und so schaffen wir uns unsere eigene Realität durch unsere Gedanken und Gefühle.

Jeder seine eigene.

Wenn wir die Chakren reinigen, und das tun wir enorm bei dieser Technik, wenn wir die Chakren entfalten durch diese intensive Farbatmung, können diese alten unausgeglichenen Energien der Vergangenheit eliminiert werden.

All diese gespeicherten Erinnerungen und Gefühle resultieren nicht nur aus dieser jetzigen Inkarnation, sondern auch aus vergangenen. So könnte man sagen, wir machen hier mit dieser Technik eine »Energetische Reinkarnationstherapie«.

Da das Resonanzgesetz nichts mehr zum Angreifen hat, indem man seine alten Gefühle aus der Vergangenheit loslässt und heilt, haben wir die Möglichkeit, Schöpfer unserer eigenen Realität zu werden.

Die Sprache des Körpers

Wenn die Seele unglücklich ist, wenn man zu weit von seinem Lebensplan abweicht, wenn die Seele weint und meint, nein, so geht es nicht weiter, das ist mir zu viel, drückt sie sich über den Körper aus.

Oft sind es angestaute, gespeicherte Emotionen oder verdrängte Erlebnisse und Verletzungen aus der Vergangenheit, die körperliche Beschwerden verursachen. Es reicht nicht aus, das Symptom zu bekämpfen. Ein Symptom zu bekämpfen wäre das Gleiche, als wenn bei Ihrem Auto die Kontrollleuchte zum Tanken aufleuchtet, weil das Benzin alle ist und Sie würden das Armaturenbrett aufschrauben und das Birnchen herausdrehen, damit Sie es nicht mehr leuchten sehen. Was glauben Sie, was passieren würde, wenn Sie weiterfahren?

Die nun gleich folgende Auflistung verschiedener Körperregionen und Körperteile können Sie auf dreierlei Weise nutzen.

Zum einen, Sie können nachlesen, was mit Ihnen ist, wenn Sie ein Weh-Weh haben.

Oder zweitens: Wenn Ihr Klient über seine Krankheit berichtet, können Sie für sich Klarheit über die mögliche Ursache erlangen. (Aber bitte keine Diagnose verlauten lassen, das dürfen nur Ärzte oder Heilpraktiker!)

Aber ganz bestimmt drittens: Während einer Heilbehandlung kommen Sie nicht darum herum, in Ihren Händen Gefühle wahrzunehmen. Und je mehr Sie mit dieser Heilmethode arbeiten, umso sensitiver werden Sie.

Wenn Sie während einer AMH-Heilbehandlung Empfindungen in den Händen haben, möchte ich Ihnen ein paar Möglichkeiten aufzeigen, was denn da los sein könnte.

Vielleicht spüren Sie an einer Stelle ein Kribbeln in den Handflächen.

Diese Empfindung kann auf eine Entzündung hinweisen. Dieses Kribbelgefühl kann bis hin zu einer Art Taubheit gehen. Es mag uns einen Aufschluss über die Intensität einer Entzündung geben. Bitte die Hände ausschütteln und sich erneut abgrenzen, so wie ich es später noch genau beschreiben werde.

Wenn Sie Kälte empfinden, handelt es sich meistens um eine alte Blockade. Diese kann zum Beispiel bis in die Kindheit zurückgehen.

Sollten Sie Hitze wahrnehmen, ist hier wahrscheinlich eine akute Entzündung.

Ein Kleben, ein Festsaugen, und Sie können irgendwie nicht weitergehen zur nächsten Position:

Hier tritt die Führung der Geistigen Welt, die wir nicht ignorieren dürfen, zutage. Bleiben Sie ruhig an der klebenden Stelle, solange Ihr Impuls und Ihre Intuition es für nötig erachtet und der Klient es als angenehm empfindet.

Sie fühlen ein Strömen?
Hier liegt die Erklärung im Wort: Es strömt und darf strömen!

Sollten Sie Schmerzen spüren, die bis ins Handgelenk oder sogar bis zur Schulterregion ziehen, ist eine Abgrenzung unerlässlich. Sie schütteln die Hände.

Wir Heiler brauchen und sollen nicht die Schmerzen und Sorgen des Klienten auf uns nehmen, wir sollen nicht »mitleiden«, sondern helfen! So viele Heiler, sogar ganz Berühmte haben den Schmerz und die Krankheit des leidenden Klienten auf sich genommen und durften dafür früher sterben. Juhuu, nein danke.

Wir beginnen mit dem Blut.

Blut: Sie oder Ihr Klient haben Probleme mit Ihrem Blut?
Blut ist das Leben. Die im Körper frei fließende Lebensfreude, Leben und Liebe!
Hat die Seele genug davon? Hat man Angst, sie zu verlieren?

Blutdruck fällt: Solange man kein Ziel hat, fällt der Blutdruck.

und er steigt: Wenn man zornig ist und seinen eigenen Willen durchsetzen will.

Haare: Sind die Antennen zu Gott, zu der Geistigen Welt. Ausdruck der spirituellen Kraft, stehen unmittelbar mit spiritueller Kraft und spirituellen Fähigkeiten des Menschen in Verbindung; eigene Kraft und Freiheit.

Haarausfall: Kommt meist von Angst, Spannung, Stress, man will Kontrolle über sein Leben, traut dem Prozess des Lebens nicht!

Haut: Kontakte nach außen, Grenze zwischen Ich und Du, man sehnt sich nach Zärtlichkeit!

Knochen: Stehen für die Struktur und den Stand im Leben, den Halt! Verliert man seinen Halt, zum Beispiel durch Verlassenwerden oder den Tod eines geliebten Menschen, zeigen sich Probleme durch tiefsitzende, grundlegende Ängste und Spannungen.

Rechte Körperseite: Zeigt die männliche Seite unseres Wesens. Ist man mehr verstandesorientiert? Handelt man eher logisch, eher aggressiv? Hier ist der Sitz der Yang-Energie.

Linke Körperseite: Symbolisiert die weibliche Seite. Handelt man intuitiv und ist empfänglich, ist man passiv? Hier ist der Sitz der Yin-Energie. Und auch der Speicher unseres Kummers.

Die vordere Seite unseres Körpers: Das Bild, das wir der Welt zeigen; die gesellschaftliche Maske.

Die hintere Seite unseres Körpers: Speichert unsere emotionalen Regungen und unbewusste Gedanken wie Liebe, Begehren, Trauer, Freude, Kummer. Hier ist das »Versteck« der Fragen und Probleme, die wir vermeiden wollen, mit denen wir uns nicht auseinanderzusetzen wagen. Hier ist unsere »Müllkippe« für die Dinge, die wir nicht zur Kenntnis nehmen wollen. Besonders zwischen den Schulterblättern und zwischen den Rippen werden »Herz-Schmerzen« und in den Muskeln entlang der Wirbelsäule ist sehr viel Angst und Wut gespeichert.

Kopf: Ist die Leitung, der Chef, die Kommandozentrale! Die Direktion des Körpers, hier geht es ums Denken, Konzentrieren. Wenn der Kopf nicht mehr funktioniert, kann es an einem Burn-out-Syndrom liegen, man ist einfach total überlastet und will nichts mehr wissen.

Augen: Sind die Fenster unserer Seele! Wie sehen wir die Welt? Besitzen wir die Fähigkeit, deutlich in die Vergangenheit, Gegenwart und Zukunft zu sehen?

Augenprobleme: Was will man nicht sehen?

Nase: Selbsterkenntnis; Geruchssinn und allgemeines Wahrnehmungsvermögen. Was stinkt mir? Was kann ich nicht mehr riechen? Wovon hat man die Nase voll? Hier geht es auch um das Selbstwertgefühl, zum Beispiel Nasenbluten bedeutet Weinen der Seele.

Ohren: Unsere Fähigkeit, zuzuhören; was will ich nicht hören? Höre ich auf meine innere Stimme?

Zahnfleisch: Unfähigkeit, zu den eigenen Entscheidungen zu stehen; Unschlüssigkeit.

Zähne: Zähne hängen mit Entscheidungen zusammen, aber jeder Zahn entspricht auch bestimmten Organen bzw. Körperregionen, und die jeweiligen Energiebelastungen und dadurch bedingten Erkrankungen entsprechen sich und beeinflussen sich gegenseitig negativ. Zähne haben aber auch mit Willenskraft zu tun, zubeißen können; und wenn wir die »Zähne zeigen«, z. B. beim Lächeln, offenbaren wir diese Willenskraft.

Kehle: Hier geht es um den Selbstausdruck, um Kreativität. Hier können Probleme entstehen durch geschluckten Zorn oder geschluckte Worte. Was traue ich mich nicht zu sagen?

Hals: Hat man hier Probleme, sollte man sich fragen, welche Wut man nicht aussprechen möchte. Zu viele nicht ausgesprochene Gedanken, Bedürfnisse und Sorgen machen Halsschmerzen.

Schilddrüse: Wo und wie macht man sich selber Stress?

Schultern: Zeigen unsere Art, die »Last der Welt« zu tragen. Hat man Angst vor Verantwortung oder reißt man alle Verantwortung an sich, weil man glaubt, dann ginge es schneller oder besser?

Rechte Schulter: Zeigen die Probleme an, die einem von anderen aufgebürdet werden.

Linke Schulter: Zeigen die Probleme an, die man sich selber aufbürdet.

Lunge: Die Lungen nehmen die Luft auf und Aufnahme von Luft bedeutet Leben! Hat man genug Atem, hat man die Fähigkeit, Leben aufzunehmen.

Magen: Hier werden die Eindrücke des Lebens aufgenommen. Wie kann ich das Leben an- und aufnehmen?

Leber: Die Leber ist der Sitz der Wut. Frisst man alle Ärgernisse in sich hinein? Wandelt man seine Aggression in konstruktive Energie um oder lässt man eine Selbstzerstörung zu? In der TCM (Traditionellen Chinesischen Medizin) ist die Leber mit den Augen verbunden, ist man blind vor Wut. Oft haben Leberkranke auch Probleme mit den Augen.

Arme: Es geht hier um das Handeln und Tun. Hat man die Fähigkeit, die Erfahrungen des Lebens festzuhalten? Da die Arme eine Fortsetzung des Herzchakras sind, geht es auch um die Liebesfähigkeit. Hat man die Fähigkeit, Bindungen einzugehen, kann man umarmen?

Oberarme: Zeigen den Grad unserer Handlungsfähigkeit und Handlungsfreiheit an. Hat man Angst vor Rückschlägen und Entmutigung?

Ellenbogen: Symbolisieren die Art unseres Durchsetzungsvermögens. Sie zeigen die Intensität der Verbindung zwischen der Kraft der Oberarme und der Handlungsfähigkeit der Unterarme.

Unterarme: Stehen für das Anpacken, sie sind die Mittel zur Verwirklichung unserer Ziele.

Hände: Stehen für die persönliche Qualität von Liebe und Mitgefühl, denn das Herzchakra setzt sich hier nach außen fort. Es geht um unsere Fähigkeit, zu geben und zu nehmen. Wie handele ich, handele ich überhaupt? Dient es dem Großen und Ganzen?

Rechte Hand: Steht symbolisch für das Geben.

Linke Hand: Steht symbolisch für das Nehmen.

Finger: Die vielen kleinen Einzelheiten im Leben.

Zwerchfell (Solarplexus):	Hier sitzt unsere ICH-Kraft, unsere Wikingerkraft. Es geht um die persönliche Ausstrahlung und den Grad und Art der Kontrolle über unsere Gefühle. Der Solarplexus zeigt die Entwicklungsstufe unserer Macht und Weisheit.
Bauch:	Hier ist das Reservoir unserer tiefsten Gefühle. Der Bauch wird auch als unser 2. Gehirn benannt. Viele Entscheidungen werden mit dem Bauch gefällt.
Verdauungstrakt:	Hier verdaut man das Leben und seine Erfahrungen. Hier geht es um die Ausscheidung und das Loslassen von negativen Erlebnissen.
Hüften:	Rechte Hüfte zeigt die Beziehung zum Vater.
Linke Hüfte:	Linke Hüfte zeigt die Beziehung zur Mutter.
Becken:	Hier ist der Sitz der Kundalini-Kraft. Hier ist die Wurzel unserer grundlegenden Lebensbedürfnisse und die darauf ausgerichteten Handlungen.
Blase:	Hat man Wut auf die Eltern oder Wut auf das andere Geschlecht? Kann man »loslassen« und dem Leben vertrauen?
Prostata:	Angst vor dem Verlust der Jugend, der Manneskraft.

Beine: Tragen uns im Leben voran. Traut man sich und geht endlich los?

Knie: Oh je, das EGO. Hat man zu viel und geht über Leichen, oder ist es so klein und schwach und lässt sich alles gefallen? Ein gesundes Ego ist der goldene Mittelweg.

Gelenke: Wie flexibel und gelenkig ist man den Anforderungen des Lebens gegenüber? Ist man auch bereit zu Richtungsänderungen?

Füße: Geben uns Standhaftigkeit, hier ist unser innerer und äußerer Gleichgewichtssinn, hier ist unsere Balance. Mit den Füßen nehmen wir Kontakt zur Erde auf. Mutter Erde, die uns nährt und trägt. Mit den Füßen schreiten wir voran in unsere Zukunft. Wir gehen auf unsere Ziele zu, was sind Ihre Ziele? Hier geht es darum, die Erfolgsangst loszulassen, auf unseren eigenen Füßen zu stehen und unseren Weg zu gehen.

Nacken: Hier geht es um den Starrsinn, bin ich bereit, die Dinge des Lebens von vielen Gesichtspunkten aus zu betrachten?

Rücken: Dort speichern wir all unsere unbewussten Emotionen und Verspannungen.

Wirbelsäule: Unser Rückgrat gibt uns Halt im Leben, lässt uns aufrecht gehen. Wie flexibel sind wir? Von was und wem erhält man Unterstützung im Leben?

Nieren: Die Nieren sind ein paariges Organ. Und hier geht es auch um Partnerschaft, nicht nur Mann und Frau als Paar, sondern allgemein die Beziehungsfähigkeit zwischen den Menschen. Das kann die Beziehung zum Kind, den Eltern, dem Chef oder den Kollegen sein. Natürlich auch die Beziehung zum Partner oder zu sich selbst.

Bandscheibenvorfall: Hier fühlt man sich im Leben im Stich gelassen.

Steißbein: Sind Sie ungeduldig, ein Besserwisser oder Rechthaber?

Ischiasnerv: Probleme, z. B. Hexenschuss, signalisieren Ihnen, dass Sie die Bedürfnisse Ihrer Seele missachten. Oder man ist geizig und hat Angst, Geld zu verlieren.

Fersen: Die Fersen gewähren Standfestigkeit, halten uns in der Balance. Haben wir hier Probleme, geht es um Beharrlichkeit bis hin zu sturem Festhalten; auch: sich gegen etwas stemmen, bremsen wollen.

Die Astral-Metaphysische Heilbehandlung

»Wer heilt denn eigentlich?« Das frage ich immer meine Schüler. Die Antwort darauf ist: die Seele selbst heilt und Gott.

Nicht wir Heiler oder unser Ego!

Wir machen die Behandlung, wir bauen einen Kanal zur Geistigen Welt auf und lassen Energie strömen und arbeiten mit unseren mentalen Techniken.

Die Seele selbst entscheidet, ob sie diese Energie als Wellnessbehandlung annimmt, also spaßig ausgedrückt, ein Schnapsglas voll von dieser Energie nimmt. Dann berichtet der Klient, wie gut er sich fühlt und wie entspannend die Behandlung war. Oder der Klient nimmt sich einen Halbliter-Colabecher voll, dann sind seine Symptome weg, die Schmerzen oder das Unwohlsein.

Im besten Fall nimmt sich der Klient einen 10-Liter-Eimer voll, dann kann eine vollständige Heilung stattfinden.

Hier geht es um den freien Willen und den richtigen Zeitpunkt. Ich selbst musste 7 Jahre krank sein, um zu reifen, mich zu entwickeln.

Wir Heiler können eine Heilung nicht erzwingen, wir können das Werkzeug sein im richtigen Moment.

Wir müssen jegliche Erwartungshaltung hinsichtlich eines Resultats aufgeben und Gottes Gesetz der Liebe wirken lassen.

Auch die Geistige Welt darf nicht ungefragt eingreifen, wenn jemand krank ist.

»Ach schau mal, Peterchen ist krank, so-so, dann schicke ich dem jetzt ein bisschen Energie und mache ihn gesund.« Die Geistige Welt darf wegen des freien Willens des Klienten nur eingreifen, wenn Peterchen um Hilfe bittet und auch die Erlaubnis gibt. Und wenn dieser Klient (Peterchen) zu uns kommt und um eine Behandlung bittet, ist das gleichzeitig eine Möglichkeit und Erlaubnis, dass die Geistige Welt eingreifen kann und darf. Da wir den Kanal zur Geistigen Welt durch unsere Technik aufbauen, kann Höheres durch uns wirken.

Teil II

Spirituelles Coaching

Dr. Erik Müller-Schoppen

Im 13. Gesang der Bhagavadgita geht es um »das Feld und den Kenner des Feldes«: Leib und die gesamte Natur werden von Krishna als das Feld bezeichnet. Der Feldkenner ist der Geist, der diesen Leib beseelt. Krishna sagt von sich selbst, dass er alle Felder hier kenne. Das Feld verändere sich zu jeder Zeit und nur durch Gleichmut gegen Äußeres und vollkommene Hingebung an ihn könne das anfanglose, höchste Brahman erreicht werden. Dieses höchste Brahman sei in und außerhalb der Welt, zugleich fern und nah und doch so fein, dass niemand (mit Sinnen) es wahrnehme. Es wohne im Herzen jedes Wesens und bleibe doch in Wahrheit ungeteilt.

Vorwort

Dieser zweite Teil des Buches ist eine Sammlung äußerst reduzierter Merksätze, Lehren, Aussprüche, Traditionen der spirituellen Weisheit der menschlichen Kulturen. Es geht dem Autor nicht um das Bewahren von Traditionen, sondern er beleuchtet sie aus der Perspektive einer immer wieder neuen und doch wieder nicht neuen existenziellen Situation des Menschen. Der Autor beabsichtigt mit seiner persönlichen Darstellung und internistischen Interpretation, die Texte als Schlüssel zum Verständnis der heutigen Situation des Menschen zu nutzen und zu deuten. Es geht in allen Texten darum, über den Umweg des Verstehens der Worte zu erkennen, wohin sie weisen. Dann können wir uns in die Richtung bewegen, wohin die Worte weisen, und sie zurücklassen. Das Ziel ist es, einen Bewusstseinszustand zu erreichen, in dem die psycho-mentalen Vorgänge zur Ruhe kommen. Die Bewegungen des ruhelosen Ichbewusstseins zur Ruhe zu bringen, bedarf der Übung und des Verzichts, der Loslösung, der Entsagung, der Leidenschaftslosigkeit, des Nicht-an-den-Dingen-Hängens. Es ist ein Vorgang der Ent-Täuschung, der Des-Illusionierung vergangener Erfahrungen, der maskierenden Versprachlichung, um die Wahrheit zu erkennen. Wenn wir uns nicht mehr auf Worte verlassen, auf Erfahrungen verlassen, sondern in einem Zustand verweilen, in dem die Vorstellungen produzierenden Aktionen des Denkens zur Ruhe kommen. Nur der ist wirklich arm, der nichts will, der nichts weiß und nichts hat.

In diesem Zustand herrscht ein intensives Bewusstsein dessen, was ist, jetzt, in diesem Augenblick, innerlich und äußerlich. Nur in diesem Bewusstseinszustand wird die Sicht frei zur Wirklichkeit und Wahrheit, ohne vorstellendes Denken, ohne logisches Denken. Der Vorhang aus Mustern, Gedanken, Vorstellungen wird zur Seite geschoben und macht die Sicht frei.

Einführung

Das Ichbewusstsein, der Geist, sein Verstand mit allen Mustern des Denkens ist in die Zeitlichkeit verstrickt, in die endlose Folge von Vergangenheit, Gegenwart und Zukunft. Er ist das Hindernis, die Gaze, die sich vor die Wahrnehmung dessen, was ist, zieht. Das Wissen wird zum Gewussten, was tot und vergangen ist und nicht eins ist mit der Wahrheit und Wirklichkeit. Die Befreiung des Geistes aus den Fesseln der Zeitlichkeit ermöglicht die Sicht auf die Wahrheit, die Schau der Wahrheit. Es geht um das Zulassen des höheren Bewusstseins, das wie ein Zeuge das Ichbewusstsein mit der konditionierten Psyche in ihrem Wesen erfährt. Das Auge, das die Welt des Ich erkennt, das sieht, wie das Ich mit seinen Augen sieht, wie sich die Welt, die äußere Welt in den Augen reflektiert, kann nur der »Sehende« sein, nie das Gesehene, das Wahrgenommene, das Erkannte. Der Mensch kann sich dieses Zeugens der Augenreflexion bewusst sein, aber er kann nie etwas darüber wissen, denn das Sehen, dieses Sehen wird nicht zu dem Gesehenen, eben nicht so, wie das Wissen zum Gewussten wird. Es macht das Menschsein aus, dass er erkennen kann, weil er reine Bewusstheit ist und nicht zu dem Gesehenen wird. Dann ruht der Sehende in seiner Wesensidentität und identifiziert sich nicht mit dem Gesehenen, also nicht mit seelisch-Geistigen Vorgängen.

Viele Menschen spüren den Wahnsinn ihres eigenen und eigen konstruierten Lebens, eben des selbstgebastelten Egolandes.

»Die Physik erklärt die Geheimnisse der Natur nicht, sie führt sie auf tiefer liegende Geheimnisse zurück.«

Carl Friedrich von Weizsäcker (Physiker)

»Der erste Trunk aus dem Becher der Naturwissenschaft macht atheistisch: aber auf dem Grund des Bechers wartet Gott.«

Werner Heisenberg (Physiknobelpreisträger)

In diesem Teil des Buches »Spirituelles Coaching« geht es um »kontemplative oder spirituelle Intelligenz und wie wir glücklich sein können«. Nach Daniel Golemans »emotionaler Intelligenz« geht es bei kontemplativer Intelligenz über rein rationale Fähigkeiten hinaus, um die besondere Fähigkeit, Entscheidungen und Handlungen »weise« zu vollziehen. Auch Sinngebung, die Gabe der Inspiration und eine allgemein »erfolgreiche« Lebensführung sind Fähigkeiten, die hier im Rahmen der kontemplativen Intelligenz beschrieben werden.

Kontemplative Intelligenz ist das Spüren der Lebensfreude, der Freude über das Selbstsein, der Freude an der Schöpfung. Kontemplative Intelligenz ist das Spüren der Zeitlosigkeit, das Gefühl, dass die Zeit besiegt ist, das Gefühl der Furchtlosigkeit, das Gefühl, losgelassen zu haben.

Kein Haben, kein Besitz, keine Traurigkeit oder Melancholie trübt diese Freude und diesen Frieden.

Dies ist das Gegenteil des sonst so verbreiteten »Von-sich-weg-Laufens«, des sinnlosen Konsumierens und oberflächlichen Vergnügens.

Kontemplative Intelligenz ist die Antizipation des Lebens ohne das Haben-Wollen, eines Lebens, in dem Besitz ohne Bedeutung ist, eines Lebens, in dem Angst und Aggression überwunden sind.

Es ist eine Vision und handlungsleitende Einstellung, dass Gier und Hass nicht gelebt werden müssen.

Kontemplative Intelligenz ist die Fähigkeit, die Zukunft, die Harmonie in der Menschheit vorwegzunehmen.

Sie ist das Nicht-an-Besitz-gebundenes-Sein.

Sie ist der Protest dagegen, Götzen zu folgen, die immer nur das Werk von Menschenhand sind.

Spiritualität

Der Mensch lebt nicht vom Brot allein

Der Mensch neigt dazu, die Realität zu verleugnen, sie in seinem Sinne »umzudichten«.

Heimlich fragt er sich doch, wie soll ich das Leben führen und wie kann ich es tun, wer hilft mir dabei?

»Nur du selber kannst ›es‹ tun!« – sagen die Gurus und Recht haben sie.

Wir sollten jemanden finden, jedenfalls ist es sehr hilfreich, der die Gegenwärtigkeit mit uns teilen kann.

Wir müssen lernen, mit Angst umzugehen;

sie besiegen, letztlich die Frage beantworten lernen, wie soll ich das tun?

Der »normal Unerleuchtete« zeigt folgende Symptome: Unruhe, Sorgen, Ängstlichkeit, Nervosität, Spannung, Grauen, Phobien und so weiter.

Wären wir im Hier und Jetzt, würden wir nicht schon wieder in der Zukunft schwadronieren, ergäbe sich zwischen Hier und Jetzt keine besorgniserregende, ängstigende Lücke.

Angst hat viele Ursachen, zum Beispiel Angst vor Verlust, Angst vor Versagen, Angst vor Verletzung. Letztendlich ist jede Angst die Angst des Egos vor dem Tod, vor der Vernichtung.

Menschliches Glück auf unbegrenzten, nicht enden wollenden Kommerz zu bauen, scheint spätestens seit der weltweiten Finanzkrise zweifelhaft.

Der Papst, der Dalai Lama werden zu Popstars der Spiritualität.

Immer mehr spüren Menschen, dass Geld nicht alles ist.

Viele Menschen erwachen wie aus einem Traum mit dem Titel »Das Ende der Verheißung«, einer Verheißung, dass durch immer mehr Luxus und Vergnügen Glück in einem tieferen Verständnis zu erreichen sei. Immer mehr Menschen erkennen, dass bei den bisherigen Zielen »Sex, Drugs and Rock'n'Roll« etwas Essentielles fehlt. Es ist das nur dem Menschen eigene Gefühl der Spiritualität, einer mehr oder minder bewussten Beschäftigung »mit Sinn- und Wertfragen des Daseins, mit der Welt und den Menschen und besonders der eigenen Existenz und deren Selbstverwirklichung im Leben«.

Viele Menschen fühlen sich unbewusst wie in einer Zwickmühle, einerseits wollen sie Harmonie, Frieden und Hilfsbereitschaft leben, was gerade die Deutschen bei jeder Naturkatastrophe beweisen, und andererseits wissen sie, dass sie Egoismus, Ehrgeiz, Habgier leben müssen, um in dieser Weltwirtschaft bestehen zu können.

Wenn auch nicht wenige durch unbegrenztes Vergnügen ihrem Leben Sinn geben wollen, so erkennen immer mehr Menschen, dass es einen tieferen Sinn im Leben gibt, den viele in theistischen und auch non-theistischen Institutionen und Gruppierungen zu suchen beginnen.

Der Begriff Theismus (gr. θεός theós »Gott«) ist die Bezeichnung für die religiöse oder philosophische Überzeugung vom Dasein eines höchsten, überweltlichen, persönlichen Wesens (Gott), das die Welt erschaffen hat oder nur noch erhält oder regiert und somit einen ständigen Einfluss auf sie hat.

Die momentane Befriedigung von Bedürfnissen scheint vielen Menschen fragwürdig zu werden und sie suchen ihr Heil in der Befriedigung von solchen Bedürfnissen, die zu Wachstum und Glück und Frieden führen, ohne den anderen Menschen zu schädigen oder auszunutzen.

Im Geschäftsleben ist Zeitmanagement, was besser Lebens-Zeit-Führung hieße, zum Sinnbild der Sinnentleerung geworden, indem ständig Zeit eingespart werden soll, um diese dann mit allerlei Vergnügungen totzuschlagen. Das weltweite »Experiment«, dem immer mehr so genannte Schwellenländer folgen, lautet: Kann durch pure Lustbefriedigung der Mensch glücklich, friedlich und menschlich werden? Das Experiment beantwortet diese Frage zwar immer wieder negativ, aber ein Ende ist nicht abzusehen.

Die Menschen spüren, dass die Sucht nach einem »Immer-Mehr« nicht seelisch satt macht.

Mt. Kapitel 4

Die Versuchung Jesu

1 Da ward Jesus vom Geist in die Wüste geführt, auf dass er
von dem Teufel versucht würde. 2 Und da er vierzig Tage und
vierzig Nächte gefastet hatte, hungerte ihn. 3 Und der Versucher
trat zu ihm und sprach: Bist du Gottes Sohn, so sprich, dass diese
Steine Brot werden. 4 Und er antwortete und sprach: Es steht ge-
schrieben: »Der Mensch lebt nicht vom Brot allein, sondern von
einem jeglichen Wort, das durch den Mund Gottes geht.«

Die jüngste Finanzkrise zeigt immer mehr, wie sehr unsere Gedanken, Gefühle und unser Geschmack von der Werbung in den Massenmedien beeinflusst werden. Zwar spürt dies jeder, jeder kennt Werbeslogans à la »Bin doch nicht blöd«, dennoch glaubt jeder es im Griff zu haben.

Das Elend vieler Menschen, der Ruin vieler Unternehmen »muss« als wirtschaftliche Notwendigkeit in Kauf genommen werden.

Dennoch ging in der Finanzkrise ein Raunen durch die Welt, staatliche Stützmaßnahmen für Großindustrie und Banken, bisher das Folterinstrumentarium der Sozialisten, fanden Anwendung.

Tatsächlich scheint das Ziel der Politik: »Wie nütze ich dem Menschen?« überschattet zu werden durch das Ziel »Wie nutze ich dem wirtschaftlichen System«.

Die Globalisierung der Wirtschaft hat nur zu einer Beschleunigung der Notwendigkeit geführt, eine Antwort auf die Frage zu geben, was ist der Sinn des Lebens. Die Ver-Antwort-ung des Menschen, die sich auf den Lebensfeldern menschlichen Lebens zeigt, nämlich der Ich-Du-Beziehung, dem Berufsleben und der Sinnfrage inkl. der ökologischen Frage (Wie hinterlasse ich die Welt), wird nur sehr zögerlich und unvollständig gezeigt.

Das Überleben der Menschheit hängt letztlich von der Antwort der Weltgemeinschaft auf die Frage nach dem Sinn menschlichen

Lebens ab und genau auf diesem kontemplativen Lebensfeld tobt seit Jahren z.B. der Kampf unterschiedlicher Weltreligionen.

Autonomie bedeutet im Griechischen nicht die vordergründige, egozentrische Selbstverwirklichung, sondern das »Rechte« tun. Über die Menschenrechte kann man eben nicht abstimmen.

In endlosen Konferenzen, Resolutionen und Verhandlungen versuchen Politiker Lösungen zu finden, die an ihrer eigenen Selbstsucht und mangelnden Spiritualität scheitern.

Es gibt scheinbar für Politiker wie auch Wirtschaftsführer nur einen Lohn, »Das GELD«.

Die großen Meister des Lebens, Buddha, Konfuzius, Jesus, Mohammed, Meister Eckhart usw. antworten alle auf die mit dem Menschsein gegebene spirituelle Frage, ja sie haben ihr Leben dieser Frage gewidmet. Immer mehr Menschen spüren die Notwendigkeit einer Antwort.

Eine der Kernessenzen dieser Antwort ist das Reflektieren des »Habens«, »Immer-mehr-haben-Wollens«.

Lk. 9,24 …

Frage eines Reichen nach dem ewigen Leben

18 Und es fragte ihn ein Oberster und sprach: Guter Meister,
was muss ich tun, dass ich das ewige Leben ererbe? 19 Jesus aber
sprach zu ihm: Was heißest du mich gut? Niemand ist gut denn
der einige Gott. 20 Du weißt die Gebote wohl: »Du sollst nicht
ehebrechen; du sollst nicht töten; du sollst nicht stehlen; du sollst
nicht falsch Zeugnis reden; du sollst deinen Vater und deine Mut-
ter ehren.« 21 Er aber sprach: Das habe ich alles gehalten von
meiner Jugend auf. 22 Da Jesus das hörte, sprach er zu ihm: Es
fehlt dir noch eins. Verkaufe alles, was du hast, und gib's den
Armen, so wirst du einen Schatz im Himmel haben; und komm,
folge mir nach! 23 Da er aber das hörte, ward er traurig; denn er
war sehr reich. 24 Da aber Jesus sah, dass er traurig war gewor-
den, sprach er: Wie schwer werden die Reichen in das Reich Got-
tes kommen! 25 Es ist leichter, dass ein Kamel gehe durch ein
Nadelöhr, denn dass ein Reicher in das Reich Gottes komme.
26 Da sprachen, die das hörten: Wer kann denn selig werden?

27 Er aber sprach: Was bei den Menschen unmöglich ist, das ist bei Gott möglich. 28 Da sprach Petrus: Siehe, wir haben alles verlassen und sind dir nachgefolgt. 29 Er aber sprach zu ihnen: Wahrlich ich sage euch: Es ist niemand, der ein Haus verlässt oder Eltern oder Brüder oder Weib oder Kinder um des Reiches Gottes willen, 30 der es nicht vielfältig wieder empfange in dieser Zeit, und in der zukünftigen Welt das ewige Leben.

Die Tatsache menschlicher Spiritualität und damit der Möglichkeit »kontemplativer Intelligenz«, die in allen Weisheitsliteraturen aufblitzt, kann als eine Fähigkeit, eine Kapazität, eine selbst zu entblößende, selbst zu erweiternde und selbst zu entdeckende Fähigkeit beschrieben werden, die Möglichkeit menschlicher Transzendenz [»Was das Auge nicht gesehen, noch das Ohr gehört hat« (Oculus non vidit, nec auris audivit)] zu erkennen, zu entdecken, zu beurteilen und zu »handhaben« oder zu managen.

Die Weisheitsliteratur, insbesondere die großen religiösen Schriften des Christentums, des Buddhismus, des Judentums sehen im Besitzen- und Haben-Wollen die Verhinderung der Hinwendung zu einem höheren und tieferen, transzendenten menschlichen Sein, in dem die Fragen nach dem Sinn und Glück und Frieden im menschlichen Leben Antworten jenseits einer lediglich auf äußeren Reizen beruhenden und nicht dauerhaften Befriedigung der Sinne finden.

Transzendenz (von lat. transcendere »übersteigen«) bedeutet Überschreiten von Grenzen des Verhaltens, Erlebens und Bewusstseins, sowie das Sich-Befinden jenseits dieser Grenzen. Religiösen und philosophischen Verständnissen vom Transzendenten ist gemeinsam, dass dieser Begriff eine Wirklichkeit bezeichnet, die das voraussetzungslos sinnlich Wahrnehmbare überschreitet.

Jesus wie Buddha lehren, dass ein wahres menschliches Glück, eine tiefe Befriedigung und Glück nur ohne Anhaftungen an Besitz möglich sind.

»Wenn immer man im Geist erwägt,
der Daseinsgruppen Auf- und Untergang,
erlangt Verzückung man und Glück:
Der Kenner nennt's das todlos Reich.«

Buddha

Nur Dialekte ein und derselben Sprache?

Der moderne Mensch sucht einen Wegweiser zu einer nicht-theistischen, auf Vernunft beruhenden und dennoch kontemplativen Lebensphilosophie.

Der Begriff Theismus (gr. θεός theós »Gott«) ist die Bezeichnung für die religiöse oder philosophische Überzeugung vom Dasein eines höchsten, überweltlichen, persönlichen Wesens (Gott), das die Welt erschaffen hat, erhält, regiert und somit einen ständigen Einfluss auf sie hat.

Die Freiheit, die der Mensch braucht, um ein sinnhaftes Leben führen zu können, wird durch Besitz eingeschränkt und verhindert, das ist die einhellige Meinung bei Jesus, Buddha oder dem inspirierten Mystiker des Mittelalters Meister Eckhart.

Es gilt, nicht müde zu werden, die geheimen eigenen menschlichen Motive seines eigenen Tun und Lassens, die versteckten Regungen und Triebkräfte zu erkennen und zu analysieren, um die Ich-Sucht, den Verstand mit seinen Meinungen zu erkennen, der letztlich das ubiquitäre Wissen abblockt, dass Besitz die Freiheit der Erkenntnis und des Handelns des Menschen einschränkt.

Diese Psycho-Logik ist nicht Selbstzweck, nicht die Lösung selbst, nur Weg zur Spiritualität, der Erkenntnis menschlicher Sinnhaftigkeit in der Transzendenz.

Spiritualität hat ein humanes Leben, ein tätiges Leben, ein sich durch Entwicklung erneuerndes Leben, ein Liebe verströmendes Leben.

Es ist so immer das Gegenteil des durch Egozentrik und Egoismus gekennzeichneten Lebens, das sich durch Besitz und Haben sichern will, was nicht zu sichern ist.

Es geht um Ruhe, um Stille im Sinne der Wiederherstellung

von Harmonie zwischen den Menschen und zwischen Mensch und Natur. Nichts soll zerstört werden. Nichts soll aufgebaut werden. Es ist die Ausrufung des Waffenstillstandes im dauernden Kampf des Menschen mit seiner Umgebung, der Natur und den Mitmenschen. Es ist die Befreiung von der Last, arbeiten zu müssen.

Kontemplative Intelligenz ist die Erkenntnis, dass der Mensch letztlich in der Unendlichkeit der Schöpfung und der Endlichkeit seiner eigenen Körperlichkeit und Vergänglichkeit keine Ziele verfolgen muss, außer zu sein. Dass er seine Kräfte auf die Erkenntnis dieser Tatsache konzentrieren sollte und leben und lieben sollte.

AT Kohelet: 1 Worte Kohelets, des Davidsohnes, der König in
Jerusalem war. 2 Windhauch, Windhauch, sagte Kohelet, Wind-
hauch, Windhauch, das ist alles Windhauch. 3 Welchen Vorteil
hat der Mensch von all seinem Besitz, für den er sich anstrengt
unter der Sonne? 4 Eine Generation geht, eine andere kommt. Die
Erde steht in Ewigkeit. 5 Die Sonne, die aufging und wieder un-
terging, atemlos jagt sie zurück an den Ort, wo sie wieder auf-
geht. 6 Er weht nach Süden, dreht nach Norden, dreht, dreht,
weht, der Wind. Weil er sich immerzu dreht, kehrt er zurück, der
Wind. 7 Alle Flüsse fließen ins Meer, das Meer wird nicht voll. Zu
dem Ort, wo die Flüsse entspringen, kehren sie zurück, um wie-
der zu entspringen. 8 Alle Dinge sind rastlos tätig, kein Mensch
kann alles ausdrücken, nie wird ein Auge satt, wenn es beobach-
tet, nie wird ein Ohr vom Hören voll. 9 Was geschehen ist, wird
wieder geschehen, was man getan hat, wird man wieder tun: Es
gibt nichts Neues unter der Sonne. 10 Zwar gibt es bisweilen ein
Ding, von dem es heißt: Sieh dir das an, das ist etwas Neues –
aber auch das gab es schon in den Zeiten, die vor uns gewesen
sind. 11 Nur gibt es keine Erinnerung an die Früheren und auch
an die Späteren, die erst kommen werden, auch an sie wird es
keine Erinnerung geben bei denen, die noch später kommen wer-
den. 12 Ich, Kohelet, war in Jerusalem König über Israel. 13 Ich
hatte mir vorgenommen, das Wissen daraufhin zu untersuchen

und zu erforschen, ob nicht alles, was unter dem Himmel getan wurde, ein schlechtes Geschäft war, für das die einzelnen Menschen durch Gottes Auftrag sich abgemüht haben. 14 Ich beobachtete alle Taten, die unter der Sonne getan wurden. Das Ergebnis: Das ist alles Windhauch und Luftgespinst.

Das Buch Kohelet (auch Prediger Salomo oder Ekklesiastes genannt) ist eine Schrift der Bibel. Es handelt sich um eine Sammlung von Weisheitssprüchen, praktischen Lebensratschlägen und Warnungen vor falscher Lebensweise.

Das NT setzt die Revolution des AT gegen eine Negation der Spiritualität im Leben fort. Sie ist uneingeschränkte Solidarität mit allen Menschen, vor allem den Armen und Unterdrückten.

Kontemplative Intelligenz ist die Ethik des Seins, des Teilens, der Solidarität. Es ist der Verzicht auf die eigenen Rechte.

MT 5,39–42

39 Ich aber sage euch: Leistet dem, der euch etwas Böses antut, keinen Widerstand, sondern wenn dich einer auf die rechte Wange schlägt, dann halt ihm auch die andere hin.

40 Und wenn dich einer vor Gericht bringen will, um dir das Hemd wegzunehmen, dann lass ihm auch den Mantel.

41 Und wenn dich einer zwingen will, eine Meile mit ihm zu gehen, dann geh zwei mit ihm.

42 Wer dich bittet, dem gib, und wer von dir borgen will, den weise nicht ab.

Es ist die Forderung, seine Feinde zu lieben.

MT 5, 44–48

Ich aber sage euch: Liebt eure Feinde und betet für die, die euch verfolgen,

45 damit ihr Söhne eures Vaters im Himmel werdet; denn er lässt seine Sonne aufgehen über Bösen und Guten, und er lässt regnen über Gerechte und Ungerechte.

46 Wenn ihr nämlich nur die liebt, die euch lieben, welchen Lohn könnt ihr dafür erwarten? Tun das nicht auch die Zöllner?

47 Und wenn ihr nur eure Brüder grüßt, was tut ihr damit Besonderes? Tun das nicht auch die Heiden?

48 Ihr sollt also vollkommen sein, wie es auch euer himmlischer Vater ist.

Das AT wird an Radikalität überschritten.

AT. Lev 19, 18 Du sollst deinen Nächsten lieben wie dich selbst; denn ich bin der HERR.

Es geht darum, das Leben, das spirituelle Leben, als einen beständigen Protest gegen ein Haben zu leben.

Spiritualität ist Solidarität leben, so wie es in frühchristlichen Gemeinden gelebt wurde, wo Besitz immer gemeinschaftliche Besitzverhältnisse waren.

Die christlich begründete Solidarität soll sowohl im immateriellen wie auch im materiellen Bereich gelten. So enthält die Bergpredigt von Jesus Christus folgende materielle Forderung: »Wer dich bittet, dem gib, und wer von dir borgen will, den weise nicht ab.«

Es ist ein Leben ohne gelebte Habgier und Verlangen nach Besitztümern.

Gelebte Spiritualität ist die Ethik des Teilens, des Seins, der Solidarität.

Psychologisch ausgedrückt ist es der radikale Verzicht auf das unbewusste »Gehen-Lassen«, das Ausleben der »Neurose«, das Durchsetzen der eigenen Rechte (dem der Mangel an Gemeinschaftsgefühl zugrunde liegt; nach A. Adler). Es ist die Aufgabe aller Selbstsucht, aller Forderungen an den »anderen«, dem Sammeln und Geiz entgegenzutreten. Haben ist das Gegenteil von Geben.

Mt 6, 19,19 ff.

19 Sammelt euch nicht Schätze hier auf der Erde, wo Motte und Wurm sie zerstören und wo Diebe einbrechen und sie stehlen,

20 sondern sammelt euch Schätze im Himmel, wo weder Motte noch Wurm sie zerstören und keine Diebe einbrechen und sie stehlen.

21 Denn wo dein Schatz ist, da ist auch dein Herz.

22 Das Auge gibt dem Körper Licht. Wenn dein Auge gesund ist, dann wird dein ganzer Körper hell sein.

23 Wenn aber dein Auge krank ist, dann wird dein ganzer Körper finster sein. Wenn nun das Licht in dir Finsternis ist, wie groß muss dann die Finsternis sein!

24 Niemand kann zwei Herren dienen; er wird entweder den einen hassen und den andern lieben oder er wird zu dem einen halten und den andern verachten. Ihr könnt nicht beiden dienen, Gott und dem Mammon.

25 Deswegen sage ich euch: Sorgt euch nicht um euer Leben und darum, dass ihr etwas zu essen habt, noch um euren Leib und darum, dass ihr etwas anzuziehen habt. Ist nicht das Leben wichtiger als die Nahrung und der Leib wichtiger als die Kleidung?

26 Seht euch die Vögel des Himmels an: Sie säen nicht, sie ernten nicht und sammeln keine Vorräte in Scheunen; euer himmlischer Vater ernährt sie. Seid ihr nicht viel mehr wert als sie?

Lk 12,33 ff.

33 Verkaufet, was ihr habt, und gebt Almosen. Machet euch Beutel, die nicht veralten, einen Schatz, der nimmer abnimmt, im Himmel, da kein Dieb zukommt, und den keine Motten
fressen. 34 Denn wo euer Schatz ist, da wird auch euer Herz
sein.

Spiritualität (v. lat.: spiritus = Geist, Hauch bzw. spiro = ich atme) bedeutet im weitesten Sinne Geistigkeit und kann eine auf Geistiges aller Art oder im engeren Sinn auf Geistliches in spezifisch religiösem Sinn ausgerichtete Haltung meinen. Spiritualität im spezifisch religiösen Sinn steht dann auch immer für die Vorstellung einer Geistigen Verbindung zum Transzendenten, dem Jenseits oder der Unendlichkeit.

Mit religiösen Vorstellungen von einer Seele bis hin zu Jenseitserwartungen verknüpft, umfasst »Geist« die oft als spirituell bezeichneten Annahmen einer nicht an den leiblichen Körper gebundenen, nur auf ihn einwirkenden reinen oder absoluten, transpersonalen oder gar transzendenten Geistigkeit, die als von Gott geschaffen oder ihm gleich oder wesensgleich, wenn nicht sogar mit ihm identisch gedacht wird. »Materie an sich gibt es nicht, es gibt nur den belebenden, unsichtbaren, unsterblichen Geist als Urgrund der Materie […] mit dem geheimnisvollen Schöpfer, den ich mich nicht scheue, Gott zu nennen.« Max Planck

Weil sich so revolutionäre Gedanken nicht in der Realität durchsetzen, wurde Kirche der Ersatz in der Welt für die neue zukünftige Welt. Im Christentum dienen Kirchen als Ersatzbühnen für die Durchsetzung des »neuen« Zeitalters der Liebe.

Auf jedem christlichen Kirchentag zeigt sich die Sehnsucht der Menschen, ihr Leben auf den Prinzipien der Spiritualität bauen zu können, auf den Prinzipien des »Nicht-Habens« als Voraussetzung des wahren Lebens.

Besitz sollte, so die frühchristliche Logik und nicht nur die, dem Menschen dienen!

Voraussetzung für innere – also wahre – Armut ist die Erkenntnis, nichts zu wollen, nicht an immer vergänglichen Meinungen und Wissen zu hängen, nichts zu haben.

Übliche Werte wie Karriere, Geld, ein möglichst befriedigendes Sexualleben, harmonische Familie, Akzeptanz im Freundeskreis usw. verlieren für bewusster lebende Menschen an Bedeutung. Es beginnt für sie dann eine unruhige, nachdenkliche Suche nach etwas anderem, einem höheren Lebenssinn, etwas, das über das normale und übliche Leben hinausgeht. Das bisherige Leben wird in Frage gestellt und die Interessen verschieben sich zugunsten von Themen, die spirituell, esoterisch, religiös, philosophisch oder auch psychologisch sind.

In der Ego-Werdung zu Beginn des Lebens baut der Mensch eine Ich-Identität und Persönlichkeit auf, Spiritualität spielt im Allgemeinen keine Rolle. Er nimmt soziale Rollen an und entdeckt seine individuellen Eigenschaften und Interessen, die ihn von anderen unterscheiden. Er entwickelt klare Vorstellungen vom Leben und sich selbst. Der Ego-Werdungs-Mensch entdeckt aber nicht nur seine individuellen Wünsche, körperlichen und emotionalen Bedürfnisse und Interessen, er versucht sie auch aktiv im Leben zu verwirklichen. Er geht wie die Märchenhelden hinaus in die Welt, um sich dort das »Seine« zu erobern. Der Ich-Mensch sucht, findet und verwirklicht seinen Platz im Leben und in der Gesellschaft, mehr oder weniger erfolgreich. Wie gut ihm das gelingt, ist in kontemplativer Sicht sekundär. Entscheidend ist die persönliche Ausrichtung, und die ist nicht spirituell, sondern ich-betont.

Nach der Ich-Werdung kommt nun für bewusster lebende Menschen die Phase der Selbst-Werdung, die Spiritualität in das Leben einfließen lässt und eine stärker spirituelle Lebensausrichtung mit sich bringt; tiefe Ruhe, Harmonie und innerer Frieden im Leben entfalten sich.

Charakteristika nicht-kontemplativen Lebens dagegen sind:

- Selbst auferlegte Einsamkeit
- Geistesabwesenheit
- tiefe innere Unruhe
- Verunsicherung
- Lebenssituationen scheinen plötzlich eine andere Qualität zu haben
- Menschen fühlen sich unbefriedigt und rastlos, gefangen in einem Leben, das uninteressant scheint
- Suche nach Erfüllung
- Vermeidung von Dingen, die herunterziehen
- Krieg der Egos, wenn Partner in Beziehungen zu fordernd sind und vom anderen verlangen, in seiner Welt aufzugehen oder für seine Aktivität dauernd verfügbar zu sein
- tiefe Erschöpfung
- tiefe Skepsis
- eine Welt der Sicherheit um sich herum erbauen zu wollen
- Ersatzbeschäftigung suchen
- von der Arbeit aufgefressen werden
- die Frage nach dem »Weshalb«, weshalb das Streben nach materieller Sicherheit

Spirituelles Bewusstsein ist die Geburt der Lebensfreude, die aus der Asche der Gier, Habsucht und des Egoismus, der Ich-Sucht, des Egos auftaucht. Es ist die Loslösung von einem Willen, der nach dem »Immer-Mehr« giert.

Das Ziel heißt »Aufklärung – Ertappen – Erwachen – Bewusstwerden«.

Erkennen setzt keinen Gedanken hinzu. Auch die selbstlose Liebe will nicht haben, kommt ohne Verlangen aus.

Das Hohe Lied der Liebe

1. Korinther 13 3 Und wenn ich alle meine Habe den Armen
gäbe und ließe meinen Leib brennen, und hätte der Liebe nicht,
so wäre mir's nichts nütze. 4 Die Liebe ist langmütig und freund-
lich, die Liebe eifert nicht, die Liebe treibt nicht Mutwillen, sie
blähet sich nicht, 5 sie stellet sich nicht ungebärdig, sie suchet
nicht das Ihre, sie lässt sich nicht erbittern, sie rechnet das Böse
nicht zu, 6 sie freut sich nicht der Ungerechtigkeit, sie freut sich
aber der Wahrheit; 7 sie verträgt alles, sie glaubet alles, sie hoffet
alles, sie duldet alles.

Das Ego denkt sich Besitz, Rituale, gute Taten, ewige Grabsteininschriften, Wissen, Gedanken aus, die es dann »hat« und verteidigt, die das Sein verhindern. Es ist nicht die Selbstverwirklichung, die gehindert wird, denn die gehört ja selbst zum »Haben«.

Gelebte Spiritualität ist Leben, Erneuerung, Fließen, Strömen, immer »neue« Geburt.

Spiritualität heißt seinen Anlagen, seinen Talenten, dem Reichtum menschlicher Gaben Ausdruck verleihen zu können, dazu bedarf es der Unabhängigkeit, Freiheit und des Vorhandenseins und des Auslebens kritischer Vernunft im Sinne Kants.

Es ist ein Wachsen und Sich-entwickeln-Können, Sich-dadurch-erneuern-Können, Das-Ego-transzendieren-Können.

Die Illusion der »Krücken«, einer vermeintlichen Sicherheit des Besitzes verhindert, aus eigener Kraft das Sein zu erproben, den Kern kontemplativer Existenz.

Spiritualität ist eine Sache des Geistes, ein Konzept häufig, aber nicht notwendigerweise gebunden an eine Geistige Welt, eine mehrdimensionale Wirklichkeit und einen göttlichen Geist.

Geistige/geistliche Fragen betrachten die äußerste Natur der Menschheit und deren Zweck nicht als materielle biologische Organismen.

Gemäß der Philosophie der Spiritualität setzt Geist eine eigene Welt voraus oder bewohnt eine Welt in sich selbst; diese Welt wird die Geistige Welt genannt. Die Geistige Welt ist die Hauptwelt, und davon kommen alle anderen Welten. Diese Welt ist von unserer »materiellen« Welt unabhängig. Beide Welten wirken die ganze Zeit aufeinander ein, aber sind voneinander unabhängig.

Die spirituelle Philosophie versichert, dass wir, in erster Linie, Geistige Wesen sind, die provisorisch im physischen Bereich mit einem Zweck leben.

Der geteilte Glaube besteht darin, dass das menschliche Bewusstsein, oder die Seele, sich fortsetzt, über den physischen Körper hinaus besteht. Deshalb wird Leben als eine dauernde Lernerfahrung definiert, die durch einen Lehrplan geregelt ist, der seit Perioden im physischen Bereich bis zu solcher Zeit ruft, dass wir genug Lektionen gelernt haben, um zu einer Geistigen Existenz in der Geistigen Welt zu graduieren. In Anbetracht dieser Perspektive stützt Spiritualität den Begriff einer Geistigen Evolution, die die Idee unterstützt, dass die Elemente des physischen und Geistigen Bereichs miteinander verbunden werden und unaufhörlich sich entwickeln. Viele glauben, dass es das ist, wohin der Geist geht, nachdem sie den Tod erreicht haben.

Auch die moderne Physik sieht dieses ganz ähnlich, wenn der Nobelpreisträger Erwin Schrödinger sagt: »Es sind die gleichen Gegebenheiten, aus denen mein Geist und die Welt gebildet sind. Die Lage ist für jeden Geist und seine Welt die gleiche, trotz der unermesslichen Fülle der ›Querverbindungen‹ zwischen ihnen. Die Welt gibt es für mich nur einmal, nicht eine existierende und eine wahrgenommene Welt. Subjekt und Objekt sind nur eines. Man kann nicht sagen, die Schranke zwischen ihnen sei unter dem Ansturm neuester physikalischer Erfahrungen gefallen, denn diese Schranke gibt es gar nicht.«

»Und nun halten wir dem gegenüber, dass Bewusstsein dasjenige ist, wodurch diese Welt zuallererst manifestiert wird, ja wir dürfen ruhig sagen, zuallererst vorhanden ist, dass die Welt aus Bewusstseinselementen besteht.«

»Der Geist baut die reale Außenwelt der Naturphilosophie (wie auch des Alltags) ausschließlich aus seinem eigenen, d. i. aus Geistigem Stoffe auf.«

(Zusammengetragen von Jörg Starkmuth. Die Entstehung der Realität 2009/9 S. 5.)

Die Lösung des Buddha
Die Vier Edlen Wahrheiten

Die Vier Edlen Wahrheiten bilden den Kern und die Grundlage von Buddhas Lehre. Sie sind Gegenstand seiner ersten Lehrrede, der Predigt von Benares.

Die Vier Edlen Wahrheiten lauten:

Das Leben im Daseinskreislauf ist leidvoll.

- Geburt ist Leiden.
- Altern ist Leiden.
- Tod ist Leiden.
- Kummer, Lamentieren, Schmerz und Verzweiflung sind Leiden.
- Gesellschaft mit dem Ungeliebten ist Leiden.
- Das Gewünschte nicht zu bekommen ist Leiden.

Die Ursachen des Leidens sind Begehren, Abneigung (negatives Begehren) und Unwissenheit (über die Natur des Leidens).

Durch das Erlöschen der Ursachen erlischt das Leiden.

Zum Erlöschen des Begehrens (und damit des Leidens) führt der »Edle Achtfache Pfad«:

- rechte Sicht
- rechte Entschlossenheit
- rechtes Reden
- rechtes Handeln

- rechter Lebensunterhalt/-erwerb
- rechtes Bemühen
- rechte Aufmerksamkeit/Achtsamkeit
- rechte Konzentration.

Wenn die Menschen anerkennen, was ihnen zeitweise bewusst ist, dass sie leiden, dass sie die Ursachen für dieses Leiden kennen und die Möglichkeiten wissen, dieses Leiden zu überwinden, werden sie ihre Lebenspraxis umstellen, eine Lebenspraxis anstreben, die die ökonomischen Bedingungen und politischen Voraussetzungen verändert, die zur Unterstützung ihrer Gier führen, sie zu Gefangenen ihrer Gier, Habgier, ihres Geizes und ihrer selbstgeschaffenen »Dinge« machen. Es genügt nicht, in die tieferen Zusammenhänge Einsicht zu haben, solange der Mensch an seiner Lebensweise festhält, solange er sich nicht von ihr trennt, ihre Gunst weiterhin akzeptiert und die Risiken und Schmerzen scheut, die mit solchen konkreten Schritten zur Unabhängigkeit verbunden sind.

Buddha ist klar geworden, dass jegliches Anhaften an irgendetwas im Bereich von Geist und Materie Leiden hervorruft. Die wahrhaftige Existenz von Leiden muss in jedem Moment der Existenz als Aspekt des Lebens akzeptiert werden, selbst angesichts des friedlichsten, feinsten, angenehmsten, aber eben immer doch vergänglichen Augenblicks. Selbst die angenehmste Empfindung ist Leiden, weil vergänglich.

Die Wahrheit vom Entstehen des Leidens ist das Verlangen, »sind Begehren, Abneigung (negatives Begehren) und Unwissenheit (über die Natur des Leidens)«. Diese zweite Edle Wahrheit stellt fest, dass Leiden, innere Unruhe, Aufregung durch Verlangen, Haben-Wollen entsteht. Es ist das Verlangen nach Sinnesfreuden, nach jeglicher Form des Daseins, nach Überleben, nach Existenz, nach Miterleben, nach »der« Befreiung, die zu genießen ist. Erst die Auslöschung jeglichen Verlangens bei jedem menschlichen »Schritt« und das Entfernen der Wurzeln bringt die Lösung.

In den Vier Edlen Wahrheiten beschreibt der Buddha den Weg zur Auslöschung des Leidens. In der Essenz geht es darum, die Tatsache des Leidens zu akzeptieren, zu verstehen, wie Leiden entsteht, und den Pfad zur Auslöschung zu gehen. Jede der Wahrheiten muss erlebt oder erfahren werden, damit sie Wirklichkeit wird. Zuerst muss die Tatsache des Leidens, der Aufregung als Folge des Verlangens überhaupt vom Ego akzeptiert werden. Solange der Mensch glaubt, er wäre glücklich, wird er nie Anstrengungen unternehmen, wirklich Glück zu erwerben – genauso wenig wie ein Mensch einen begehrten Gegenstand kaufen und für ihn einen hohen Preis bezahlen würde, wenn er ihn schon besitzt.

Es ist eine Metapher für sein illusionäres Verhalten, er kauft sich ständig Dinge, die ihn angeblich glücklich machen, muss aber ständig die nötige Dosis zum Glücklichsein erhöhen. Das lediglich intellektuelle Wissen um sein Leiden und dessen Ursachen ist sein Ausgangspunkt zum Glück. Der zweite Schritt ist, dass er nicht glaubt und deshalb erfahren muss, dass es nichts im Leben gibt, was frei von Leiden ist. Es muss jetzt nach diesen Erkenntnissen, dass es Leiden gibt, dass es überall im menschlichen Leben auftaucht, das Verlangen gelöscht werden und die Entstehung von Leiden gelöscht werden. Es ist jeweils ein Dreierschritt.

Letztlich muss die vollständige Auslöschung von Leiden erfahren werden, dann ist man am Ziel. Man kann es systemisch nennen, was Buddha beschreibt, da schon die Erkenntnis, dass Leben Leiden ist, die zweite Wahrheit beinhaltet, dass Verlangen dazu führt, dass Verlangen gelöscht werden muss und dass dies wiederum schon die Erkenntnis der Ursachen für Leiden beinhaltet, dass Verlangen gelöscht werden muss, usw.; so sind die Edlen Wahrheiten stets miteinander verknüpft. Auch die dritte Edle Wahrheit, dass es jenseits von Geist und Materie etwas gibt, muss letztlich erfahren werden.

Der Mensch muss die bloße Philosophie, das bloße Verstehen verlassen, dass es Leiden gibt, dass es eine Ursache des Leidens gibt, dass es die Auslöschung des Leidens gibt, dass es einen Weg gibt, das Leiden in seinen Wurzeln zu löschen, er muss es erfahren.

Die Rolle des »Spirituellen Coachs«

Spiritueller Coach ist ein Titel für einen spirituellen Lehrer.

Die Autorität beruht auf dem philosophischen Verständnis von der Bedeutung des Wissens. Der Lehrer ist für den Schüler unentbehrlich für die Suche nach Wissen und den Weg zur Erlösung.

Wir halten daran fest, dass ein persönliches Verhältnis zu einem lebenden Spirituellen Coach angeraten ist, um die Befreiung zu erreichen.

Der Begriff Coach kommt aus dem Englischen und bedeutet eine Kutsche fahren, lenken bzw. führen. In den 60er Jahren wurde der Begriff in den Sport übernommen und um die Bedeutung trainieren »erweitert«. Ein guter Trainer oder Coach zeichnet sich dadurch aus, die individuellen Fähigkeiten seiner Klienten zu kennen und systematisch so zu fördern, dass diese ihre Fähigkeiten wirksam und effektiv für das vorgegebene Endziel einsetzen können.

Coaching bedeutet partnerschaftliche Zusammenarbeit, Ver-Antwort-ung (Antworten auf Lebensfragen geben), Persönlichkeitsentwicklung, Informationsaustausch, Beratung, individuelle Förderung und Hilfe und Entwicklung von Dialogfähigkeit und sozialer Kompetenz.

Das Spektrum der Rollen eines Spirituellen Coachs ist groß:

Der Mentor an meiner Seite!
Beichtvater geheimer Wünsche!
Hilfe zur Selbsthilfe!
Lotse in schwierigen Gewässern!

Sparringspartner!
Respektvoller Feedback-Geber!
Forderer und Förderer!
Anstifter und Königsmacher!
Trainer und Kommentator!

Um diese Rollen ausfüllen zu können, braucht sie oder er fundiertes Methodenwissen, breite Allgemeinbildung und Lebenserfahrung.

Nach Daniel Golemans emotionaler Intelligenz geht es bei spiritueller Intelligenz über rein rationale Fähigkeiten hinaus, um die besondere Fähigkeit, Entscheidungen und Handlungen weise zu vollziehen. Auch Sinngebung, die Gabe der Inspiration und eine allgemein »erfolgreiche« Lebensführung sind Fähigkeiten, die hier im Rahmen der spirituellen Intelligenz beschrieben werden.

Der Autor demonstriert in zahlreichen Meditationsbeispielen, wie Sie diese Selbsthilfetechnik optimal in den Alltag integrieren und für sich nutzen können.

Leicht umsetzbare Meditationen helfen ins JETZT zu kommen. Denn der jetzige Moment ist der wichtigste.

Inhalte der Meditationen kreisen um die Themen:

- Die reine Bewusstheit finden
- Sein Selbst kennen lernen
- Bewusstsein erweitern
- Psychologie des Bewusstseins
- Kreativität fördern
- Ego erkennen
- Bewusstsein schulen
- Ziele des Lebens finden
- Stille erfahren
- Gedanken-Karussell anhalten
- Bestimmung entdecken
- Kontemplation und Meditation erlernen

Was ist Meditation?

Wege des Zur-Ruhe-Kommens der seelisch-geistigen Vorgänge neben dem Weg der Gotteserkenntnis sind Meditation:

- mit Hilfe des Ausstoßens und Anhaltens des Atems
- über das Entstehen einer intensiven Beschäftigung in Hinsicht auf einen

Gegenstand

- über einen Zustand der Leidlosigkeit, der die Eigenschaft der Erleuchtung hat
- über einen Geisteszustand, der frei ist von der Begierde nach einem

Sinnesgegenstand

- über die Erfahrung, die im Traum gewonnen wurde
- über einen geliebten Gegenstand

Beziehung zur Welt und Meditation

Um das Wesen und die Bedeutung der Beziehung zur Welt, der objektiven Welt, zu verstehen, zu sehen, bedarf es der Reinheit und Klarheit der Schau, des Sehens, frei von allen blindmachenden, selbsttäuschenden, selbstzerstörerischen Identifizierungen. Die Wege dorthin sind, sich für das Nicht-Wählen, Nicht-Beurteilen entscheiden oder Meditation.

Meditation ohne die Bewegungen des Geistes

Meditation hängt von einem leidenschaftlichen Interesse an der »Sache«, an einem wirklichen Gegenstand, ab. Meditation ist eine Zurückhaltung der Sinne.

Wenn wir unserer Sinne gebrauchen, nehmen wir Objekte wahr, wenn wir aufhören, sie, die gewohnten, uns eigenen Sinnesgegenstände, zu gebrauchen, wird die Welt wie von allen Sinnesgegenständen entblößt.

Die aktive Neigung, sich auf die gewohnten Sinnesgegenstände hinzubewegen, hört auf, der Geist ist mit der hinter den Sinnesgegenständen liegenden objektiven Welt beschäftigt.

Der Geist erlebt eine innere und äußere Leere.

Diese Leere ist frei von den für uns sonst üblichen Geistesbewegungen und Vorstellungen und Identifizierungen.

Diese Konzentration, dieses Eingestimmtsein in diese dann einzige Erfahrung der Leere ist Meditation.

Meditationen

Wenn unsere eigene Welt zusammenbricht

Wenn unsere eigene Welt zusammenbricht, sollten wir, wenn wir nicht so tief fallen wollen, unser Gebäude der Lebenslüge nicht so hoch gebaut haben.

Vom Pharisäer und Zöllner

9 Er sagte aber zu etlichen, die sich selbst vermaßen, dass sie fromm wären, und verachteten die andern, ein solch Gleichnis:
10 Es gingen zwei Menschen hinauf in den Tempel, zu beten, einer ein Pharisäer, der andere ein Zöllner. 11 Der Pharisäer stand
und betete bei sich selbst also: Ich danke dir, Gott, dass ich nicht bin wie die anderen Leute, Räuber, Ungerechte, Ehebrecher, oder
auch wie dieser Zöllner. 12 Ich faste zweimal in der Woche und
gebe den Zehnten von allem, was ich habe. 13 Und der Zöllner
stand von ferne, wollte auch seine Augen nicht aufheben gen Himmel, sondern schlug an seine Brust und sprach: Gott, sei mir Sünder gnädig!

14 Ich sage euch: Dieser ging hinab gerechtfertigt in sein Haus vor jenem. Denn wer sich selbst erhöht, der wird erniedrigt werden; und wer sich selbst erniedrigt, der wird erhöht werden.

Armut

Arm an Meinungen, an Macht, an Besitz, an Prestige, an Status, … Meister Eckhart drückt es unübertroffen so aus: Arm sind wir, indem wir

1. … nichts wollen
2. … nichts wissen
3. … nichts haben

Auferstehung

Wenn wir dem Ego Achtsamkeit zollen, wenn wir unsere Ich-Illusion erkennen, wenn wir die Notwendigkeit der Kapitulation des Selbst einsehen, wenn wir das falsche Selbst loslassen, dann wird das frei sichtbar, was der Mensch wirklich ist.

Vorstellungen des Geistes

Die Vorstellungen und das begriffliche Denken kreieren eine falsche Weltanschauung.

Gier, Zorn, Gefühllosigkeit sind die Motivatoren, sie wurzeln alle in der Egozentrik.

Gewaltsamkeit, Falschheit, Stehlen, Sich-Gehenlassen, Anhäufen von Besitz sind die Handlungen, die daraus folgen.

Die Maßlosigkeit bei der Versorgung mit den lebensnotwendigen Dingen endet in monströser Gier.

Wahre Identität

Der Mensch kann nicht in Leidenschaften gefangen bleiben und trotzdem hoffen, seiner wesenhaften Identität bewusst zu werden, eine wahre Beziehung zu Gott herzustellen.

Der Mensch kann nicht in aus den Leidenschaften geborenen Handlungen gefangen bleiben und trotzdem hoffen, seine wahre Identität zu erlangen.

Der Mensch kann nicht in den Ergebnissen der Handlungen

aufgrund der Leidenschaften und der Ansammlung der Ergebnisse, die die Psyche beherrschen, gefangen bleiben und hoffen, seiner wahren Identität bewusst zu werden.

Konsum

Konsumverhalten hat Auswirkungen auf die Seele, wenn sich das ganze Leben in erster Linie um das Konsumieren dreht. Konsum hat das Ziel, das Selbst zu vergrößern, es zu bestärken, zu fördern, zu beschützen und zu päppeln. Nur wenn wir diesen seelischen Prozess aktiv umkehren, können wir erfahren, dass es im Leben nicht nur darum geht, das Selbst zu versorgen. Deshalb kennen fast alle Religionen so etwas wie eine Fastenzeit, das Almosengeben und das Gebet. Dabei liegt das Zentrum nicht im Selbst, sondern außen: Im Gebet ist Gott der Mittelpunkt der Welt und nicht ich bin es. Beim Almosengeben ist der Nächste der Mittelpunkt der Welt und nicht ich bin es. Und beim Fasten ist alles, was nicht der eigene Körper ist, Mittelpunkt der Welt. Im Fasten, im Almosengeben und im Gebet erfährt der Mensch nicht länger sich selbst in der Mitte.

Objektiv

Objektiv sind wir mit Gott in einer Einheit, das Ego verhindert diese Erfahrung. Sogar von einem wahnsinnigen Ego besetzte unbewusste Menschen haben diesen göttlichen Hintergrund, den sie bewusst nie wahrnehmen. Obwohl sie atmen, merken sie die Gegenwärtigkeit Gottes nicht. Wir sind immer schon in Gottes Gegenwart, wir können sie annehmen.

Mein (I)

Mein Land, meine Religion, mein Ansehen, meine Bedürfnisse, mein … wir müssen diese selbst festgesteckten Ich-Grenzen verteidigen, sobald wir uns mit »mein, ich« definieren. Wenn wir unsere Identität darauf bauen, stehen wir auf wackligem Grund der Kränkungen und Beleidigungen. Bei vielen Menschen besteht fast eine Sucht, dieses eigene »Drama vom Ich« aufzuführen, in dem sie ständig auf die Herabsetzung ihrer Ich-Illusion warten.

Erleuchtung

Wir müssen neu sehen lernen, ohne den Vorhang an Wissen und Meinungen, der unsere Sicht verhängt. Wir müssen verlernen, was wir für unsere Meinung halten. So treten wir aus einer Massenhypnose heraus, die uns zu Schlafwandlern im Egoland gemacht hat.

Aber das neue Sehen können wir nicht einfach erwerben, so wie wir das Erwerben im Egoland gewohnt sind. Wir müssen den Glauben daran verlieren, dass wir kriegen, was wir verdient haben, uns hart erarbeitet haben. Diese Illusion müssen wir verlieren, verlernen. Nur im Zustand, in Gegenwärtigkeit lebend, erleben wir das Geschenk. Das bedeutet, solange wir die Überzeugung haben, Gott gefunden zu haben, sehen wir nicht, sehen wir durch den Vorhang einer Meinung.

Joh 9,39 f. 39 Und Jesus sprach: Ich bin zum Gericht auf diese Welt gekommen, auf dass die da nicht sehen, sehend werden, und die da sehen, blind werden. 40 Und solches hörten etliche der Pharisäer, die bei ihm waren, und sprachen zu ihm: Sind wir denn auch blind? 41 Jesus sprach zu ihnen: Wärt ihr blind, so hättet ihr keine Sünde; nun ihr aber sprecht: »Wir sind sehend«, bleibt eure Sünde.

Final gesehen co-abhängig

Co-Abhängigkeit bezeichnet Bezugspersonen eines Suchtkranken, die durch Tun oder Unterlassen seiner Sucht Vorschub leisten. Vertuschen, verniedlichen und kompensieren sind die Werkzeuge der Co-Abhängigkeit. Co-abhängiges Verhalten reduziert den Leidensdruck des Suchtkranken und verlängert so seine Krankheits- und Leidensdauer. Wir sind so gesehen alle die Bremser auf dem Weg zur Wahrheit. Mt 7,13 Gehet ein durch die enge Pforte. Denn die Pforte ist weit, und der Weg ist breit, der zur Verdammnis abführt; und ihrer sind viele, die darauf wandeln. 14 Und die Pforte ist eng, und der Weg ist schmal, der zum Leben führt; und wenige sind ihrer, die ihn finden.

Wir wissen, dass wir nicht wissen, nicht wissen können

(»Und sehe, dass wir nichts wissen können! Das will mir schier das Herz verbrennen.« Goethes Faust, Studierstube)

Wenn wir diese Einstellung haben/realisieren, dann erwächst die Fähigkeit, über das Entweder-oder-Denken hinauszugehen, wir können mit dem Paradox leben, gehen über das »100-%-Denken« hinweg, leben mit unbeantworteten Fragen, beobachten unsere innewohnenden Konflikte.

Verloren – gefunden

Sich verlieren, den Kontakt verlieren, den Schwung verlieren und wiederfinden …

In einer Schlüsselszene des Films »Die Legende von Baggar Vance« fordert Bagger Vance Junuh vor einem Abschlag auf, das Feld zu erkennen. Das bezieht sich auf den 13. Gesang der Bhagavad Gita, wo Krishna zu Arjuna von dem Feld und dem Kenner des Feldes spricht: Der irdische Leib und die gesamte Natur werden von Krishna als das Feld bezeichnet. Der Feldkenner ist der Geist, der diesen Leib beseelt. Das Feld verändert sich zu jeder Zeit, und nur durch Gleichmut gegen Äußeres und vollkommene Hingebung an ihn, das Wiederfinden des authentischen Schwunges, kann das anfanglose, höchste Brahman erreicht werden.

Ego I

»Ich habe jahrzehntelang ein riesiges Ego gehabt, und das Ego ist ein Schuft, der einen in Geiselhaft nimmt. Eines Tages begriff ich dann, dass man sein Ego nicht ist, sondern dass man es hat – so wie man kein Auto ist, sondern eines hat.« Andre Heller in SD-Magazin Nr.11

Heilung

Heilung ist die Befreiung von den Lebensmustern, Routinen, Zwängen, fixen Ideen und Terminen, den Trübungen unseres Blickes, die uns bestimmen und gängeln. Heilung ist Vergebung verdrängter Schuld, die uns bindet, ist die Rückkehr zur Quelle.

Gegner deines Willens

Wenn du die Heilige Schrift liest, spricht Gott zu dir. Das Wort Gottes gleicht einer Fischangel, die dann ergreift, wenn sie ergriffen wird. Das Wort Gottes ist der Gegner deines Willens, bis es der Urheber deines Heiles wird. Solange du dein eigener Feind bist, ist auch das Wort Gottes dein Feind. Sei dein eigener Freund, dann ist auch das Wort Gottes mit dir im Einklang. Hl. Augustinus (abendländischer Kirchenlehrer, * 354 in Tagaste-Numidien, † 430 in Hippo)

Den Feinden verzeihen

In LK 14, 31 f rät Jesus – allein schon aus Klugheit – mit den Feinden Frieden zu schließen.

LK 14, 31 Oder welcher König will sich begeben in einen Streit wider einen andern König und sitzt nicht zuvor und ratschlagt, ob er könne mit zehntausend begegnen dem, der über ihn kommt mit zwanzigtausend? 32 Wo nicht, so schickt er Botschaft, wenn jener noch ferne ist, und bittet um Frieden.

Freiheit

Wenn wir unsere Freiheit als radikale Willkür interpretieren, wenn es nur um das eigene Wollen, um den eigenen Weg geht, leben wir in einer Lebenslüge, denn wir sind immer auf ein Miteinander angewiesen, unsere Freiheit ist immer geteilte Freiheit. Der Mensch selbst ist das Wesen, das seine Gebote in sich trägt, sie zu sehen und zu beachten, mit ihnen eins zu werden, das ist unsere Identität.

Woran erkenne ich Gott?

Ps 27,8

8 Mein Herz hält dir vor dein Wort: »Ihr sollt mein Antlitz suchen.« Darum suche ich auch, HERR, dein Antlitz.

Wenn ich die Tüllgardine meiner Egowelt beiseiteziehe, sehe ich das Angesicht des Herrn, ist seine Frage beantwortet, wie groß muss ich mich denn noch machen.

Die Leiter zum Erfolg

Wir versuchen ein Leben lang die Erfolgsleiter zu besteigen, oft ist sie an die falsche Mauer gelehnt, was wir zu spät erst oben auf der Mauer merken, wenn wir auf die andere Seite der Mauer schauen können oder dort oben ist nichts. Die Quintessenz ist vom Ende aus denken.

Aber Gott sprach zu ihm: Du Narr! diese Nacht wird man deine Seele von dir fordern; und wes wird's sein, das du bereitet hast? 21 Also geht es, wer sich Schätze sammelt und ist nicht reich in Gott. LK 12, 20 f.

Ego II

Ego kann nicht verlieren, es denkt in Kategorien des Erfolges, statt des Verlustes. Es steht für Selbstsucht und Gewalt, es kreiert Kollateralschaden, Erstschlag und Negativwachstum usw.

Verlust, Verlassenheit, Einsamkeit, Sorge sind die Gefühle des Ego, wenn es loslassen muss von seinem selbstkonstruiertem Leben, sich auf Gott verlassen soll.

Jesus am Kreuz – ein Logo?

Es ist ein Symbol dafür, dass wir gewinnen, wenn wir verlieren.

MT 19, 30 Aber viele, die da sind die Ersten, werden die Letzten, und die Letzten werden die Ersten sein.

Kontakt halten

Die Aufgabe ist Selbstentleerung auf dem selbstgewählten Exodus hin ins selbstgewählte Exil, denn die Sesshaftigkeit verhindert das Neue, hier können wir mitspielen und es gibt nichts zu gewinnen. Wenn wir alles verlieren, was wir ja auch nie wirklich besaßen, halten wir Kontakt zum Göttlichen. Solange wir uns verteidigen, rechtfertigen, bestätigen wir unser falsches Ich, das wir – sicher ist sicher – ins Exil mitgenommen haben.

Agape

Die Agape ist in der antiken griechischen Literatur eine der Bezeichnungen für Liebe. Durch das Neue Testament ist sie auch außerhalb des Griechischen zum festen Begriff geworden. Der Bedeutung nach unterscheidet sie sich vom erotischen Begehren und Freundesliebe. Das griechische Verb agapan bedeutet »sich zufrieden geben mit etwas«, aber auch »jemanden mit Achtung behandeln, bevorzugen«. Im neutestamentlichen Griechisch bedeutet Agape immer Gottes reine und göttliche Liebe. Agape ist also eine bedingungslose, einseitige, befreiende, auf andere zentrierte Liebe. Agape ist die interessenlose Liebe, die sogar ihre Feinde liebt.

Wachsamkeit

Wachsamkeit ist Offenheit für das Gute, für die Wahrheit, für die Liebe, inmitten der oft inhumanen Welt, in der wir das Rechte zu tun anstreben, nicht nach unseren Wünschen leben, sondern der Liebe leben.

Lk 12, 42 f. 42 Der HERR aber sprach: Wie ein großes Ding ist's um einen treuen und klugen Haushalter, welchen der Herr setzt über sein Gesinde, dass er ihnen zur rechten Zeit ihre Gebühr gebe! 43 Selig ist der Knecht, welchen sein Herr, findet, das tun sieht, wenn er kommt. 44 Wahrlich, ich sage euch: Er wird ihn über alle seine Güter setzen. 45 So aber der Knecht in seinem Herzen sagen wird: Mein Herr verzieht zu kommen, und fängt an, zu schlagen die Knechte und Mägde, auch zu essen und zu trinken und sich vollzusaufen: 46 so wird des Knechtes Herr kommen an dem Tage, da er sich's nicht versieht, und zu der Stunde, die er nicht weiß, und wird ihn zerscheitern und wird ihm seinen Lohn geben mit den Ungläubigen.

47 Der Knecht aber, der seines Herrn Willen weiß, und hat sich nicht bereitet, auch nicht nach seinem Willen getan, der wird viel Streiche leiden müssen. 48 Der es aber nicht weiß, hat aber getan, was der Streiche wert ist, wird wenig Streiche leiden. Denn welchem viel gegeben ist, bei dem wird man viel suchen; und welchem viel befohlen ist, von dem wird man viel fordern.

Mt 25, 1 f. 1 Dann wird das Himmelreich gleich sein zehn Jungfrauen, die ihre Lampen nahmen und gingen aus, dem Bräutigam entgegen. 2 Aber fünf unter ihnen waren töricht, und fünf waren klug. 3 Die törichten nahmen Öl in ihren Lampen; aber sie nahmen nicht Öl mit sich. 4 Die klugen aber nahmen Öl in ihren Gefäßen samt ihren Lampen.

5 Da nun der Bräutigam verzog, wurden sie alle schläfrig und schliefen ein. 6 Zur Mitternacht aber ward ein Geschrei: Siehe, der Bräutigam kommt; geht aus ihm entgegen! 7 Da standen diese Jungfrauen alle auf und schmückten ihre Lampen.

8 Die törichten aber sprachen zu den klugen: Gebt uns von eurem Öl, denn unsere Lampen verlöschen. 9 Da antworteten die

klugen und sprachen: Nicht also, auf dass nicht uns und euch gebreche; geht aber hin zu den Krämern und kauft für euch selbst.

10 Und da sie hingingen, zu kaufen, kam der Bräutigam; und die bereit waren, gingen mit ihm hinein zur Hochzeit, und die Tür ward verschlossen. 11 Zuletzt kamen auch die anderen Jungfrauen und sprachen: Herr, Herr, tu uns auf! 12 Er antwortete aber und sprach: Wahrlich ich sage euch: Ich kenne euch nicht.

13 Darum wachet; denn ihr wisset weder Tag noch Stunde, in welcher des Menschen Sohn kommen wird.

Meine Seele ist zu Tode betrübt. Bleibt hier und wacht! Mk 14,33 f.

Unsere Schläfrigkeit ist die Chance für die Macht des Bösen.

Es ist die Abstumpfung der Seele, die sich dann nicht irritieren lässt angesichts des Bösen, des Leidens, des Unrechts,.

Es ist die Stumpfheit des Widerstandes, der die Wahrnehmung verhüllt.

Es ist die Selbstzufriedenheit, um »so wie bisher« fortfahren zu können.

Es ist der Mangel an Wachsamkeit, der dem Bösen die Macht gibt.

Ewiges Leben

Es ist nicht das Leben nach dem Tod.

Ewiges Leben ist das eigentliche Leben, das wir jetzt leben können, das selbst der physische Tod nicht anfechten kann. Lebe das wirkliche Leben jetzt schon.

Wir finden es, wenn wir den wahren Gott erkennen, Beziehung zur bedingungslosen Liebe aufnehmen.

Wenn wir die bedingungslose Liebe erkennen, erfahren, nicht nur verstehen, die Wahrheit der bedingungslosen Liebe in uns aufnehmen, uns mit ihr verbinden, von ihr erfüllt sind.

Innenschau

Wenn wir so oft wie möglich nach innen schauen, sehen wir, dass wir einen Konflikt zwischen der Außenwelt und unserer Innenwelt vom Zaun brechen. Das kann ein Konflikt sein zwischen dem, was wir gerade tun, und unseren dieses Tun begleitenden Gefühlen und Gedanken. Das können aber auch die äußeren Umstände des jeweiligen Augenblicks, der Ort, wo wir gerade sind oder die Person sein, die wir um uns haben, und unsere dies hervorrufenden Gedanken und Gefühle sein.

Eins nach dem anderen – oder das Geheimnis der Hingabe
Hingebungsvolles Tun ist kraftvolles Tun, dann ist das, was wir tun, um etwas zu **verändern**, mit voller Energie ausgestattet, einer Energie, die nicht aus der Verneinung des Augenblicks gespeist wird, sondern aus der Kraft des Seins.

Der fast ununterbrochene Konflikt

… beruht auf tiefsitzenden Gewohnheiten, Mustern, Routinen der Ablehnung und Etikettierung, Beurteilung, Benotung, also einer Reaktion auf den Augenblick mit seinen Sinneswahrnehmungen und Erfahrungen.

Es ist das Nein des unbeobachteten Ego, dem wir die Herrschaft überlassen.

Der Schmerz des Widerstandes

Wenn wir erwachen, bewusst werden, unsere Gedanken und Gefühle beobachten, spüren wir den Schmerz, den der Widerstand verursacht.

Wir wollen nicht in diesem Büro sein, nicht in diesem Meeting sitzen, im Stau stehen, wo auch immer.

Wenn wir ohne Gefahr in der Ego-Welt das Feld wechseln können, sollten wir das klug tun, nicht als Trotzköpfchen.

Wenn nicht, ist es nutzlos und gegen unsere sehr weltlichen Interessen.

Und – wo immer wir auch gehen, wir nehmen uns immer mit.

Und – erst durch die Beurteilung unseres Egoverstandes wird eine Sinneswahrnehmung und Erfahrung unerträglich oder was auch immer sie wird.

Wie kann ich frei von Leidenschaften werden?

Ich darf die Leidenschaften nicht mit Energie füttern, mit ihnen kooperieren, ihnen Macht geben. Seien wir achtsam, wenn sie in unser Inneres schleichen, wie ein Dieb in der Nacht in das Haus, in dem wir wohnen.

Lassen wir ein Licht der Aufmerksamkeit brennen, das die Leidenschaft wie eben auch den Dieb vertreibt. »Lasset eure Lenden umgürtet sein und eure Lichter brennen und seid gleich den Menschen, die auf ihren HERRN warten, wann er aufbrechen wird von der Hochzeit, auf dass, wenn er kommt und anklopft, sie ihm alsbald auftun. Selig sind die Knechte, die der HERR, so er kommt, wachend findet. Wahrlich, ich sage euch: Er wird sich aufschürzen und wird sie zu Tische setzen und vor ihnen gehen und ihnen dienen. Und so er kommt in der anderen Wache und in der dritten Wache und wird's also finden: selig sind diese Knechte. Das sollt ihr aber wissen: Wenn ein Hausherr wüsste, zu welcher Stunde der Dieb käme, so wachte er und ließe nicht in sein Haus brechen. Darum seid auch ihr bereit; denn des Menschen Sohn wird kommen zu der Stunde, da ihr's nicht meinet.« Lukasevangelium 12, 34 f.

… von Anfang an sollte uns klar sein, das GRÖSSTE HINDERNIS AUF DEM WEG ZUR ERLEUCHTUNG IST UNSER VERSTAND UND DAS ICH; was er (der Verstand) sich »zu-recht-denkt«.

Was ist die wirkliche Natur unseres uns immer wieder drangsalierenden Verlangens?

Was immer wir auch tun, letztlich bleibt es unerfüllt. Es ist die eigentliche Natur des Verlangens, dass es letztlich unerfüllt bleibt. Wir können, wenn wir diese Natur des Verlangens wirklich verstehen, es zum Verschwinden bringen. Hinter diesem spurlos verschwindenden Verlangen taucht die Erfüllung auf, das ist der Prozess. Sobald wir das Verlangen verschwinden lassen, können wir das Hier und Jetzt wahrnehmen, merken wir den Schwindel unserer Wünsche, sind wir erfüllt vom gegenwärtigen Leben.

Der Träger aller Wesen

Das Göttliche ist verteilt auf alle Wesen, es durchdringt alles wie der Raum, es scheint sich in Formen zu teilen und wird als getrennt wahrgenommen. So wie Raum durch die begrenzenden Hüllen z.B. einem Gefäß unterschiedlich zu sein scheint, so scheint auch das unteilbare Göttliche durch die begrenzenden Körper unterschiedlich zu sein.

Des Selbst bewusst

Der bewusste Mensch, der sich des Bewusstseins, des Selbst bewusst ist, weiß, dass allein Selbsterkenntnis Bestand hat, dass alles, was er sonst über diese Welt erfahren kann, Unwissenheit ist. »Ich weiß als Nicht-Wissender«, »Ich weiß, dass ich nicht weiß«.

Wünschen

Wünschen ist die Sehnsucht nach »Etwas«. Ein »Etwas« erfreut uns. Dann entsteht der Wunsch, dieselbe Erfahrung wieder zu machen. Die Wiederholung verstärkt Erinnerung und Wunsch. Das Bewusstwerden schwächt diesen Eindruck. Dinge sind allerdings nur dann angenehm, wenn man sich danach sehnt. Der

Wunsch erregt den Geist und die Sinne. Er ist der Brennstoff, der Gedanke das Feuer. Wenn wir also den Brennstoff des Wunsches beseitigen, wird das Gedankenfeuer ausgehen.

Bewusstsein

… das Selbst wird als Zeuge von Freude und Schmerz nicht berührt. Es ist der stille Beobachter.

Freude und Schmerz werden dem Geist, dem Verstand, dem Ego zugeschrieben.

Das Selbst unterscheidet sich vom Körper, wird nicht von Zu- und Abneigung beeinflusst.

Das Selbst identifiziert sich mit dem höchsten Selbst, es ist wunschlos, handlungslos.

Im Zustand der Befreiung von der Diktatur des Geistes, des Ego, des Verstandes gibt es keine Unwissenheit vom Selbst, vom Bewusstsein.

Der Zeuge lässt die Erzeugnisse falscher Wahrnehmung von Freude oder Schmerz, von Zweifel, Bindung, Täuschung, Sorge nicht zu.

Wenn Schmerz, Leiden usw. Grundeigenschaften des Selbst wären, könnte man sich der Ergebnisse der falschen Wahrnehmung nie entledigen.

Wie kann ich meine »Natur« des Wünschens, des Verlangens, des vergeblichen Laufens zu einem Horizont, der Glückseligkeit verspricht, verändern?

Wenn wir verstehen, was die Natur des Wünschens und Verlangens wirklich ist, sind wir in der Gegenwart Teil des Universums.

Sterben, bevor wir sterben

Der Ego-Verstand regiert das Leben und Ruhe kehrt nicht ein. In wenigen Augenblicken wird der Mangel befriedigt, aber es ist eine trügerische Ruhe, da die Befriedigung von äußeren Dingen abhängt, eine Identifikation mit diesen äußeren »Befriedigern« nötig wird.

Identifikationen mit

- Besitz
- Bildung
- Wissen
- Status
- Arbeit
- Anerkennung
- »exotischen« Fähigkeiten
- Religionen
- Philosophien

sind typisch.

Es ist ein Schein und wir werden ihn aufgeben müssen.

Der Tod nimmt alles weg, was WIR nicht sind.

Das Geheimnis des Lebens ist, »zu sterben, bevor wir sterben« – und herauszufinden, dass es keinen Tod gibt.

Der Geist – der Verstand – das Ego

Der Geist ist Täuschung, er ist Unwissenheit, er ist die Wurzel allen Tuns. Er baut Luftschlösser, gibt den Wünschen Kraft, nährt die Furcht. Er kräftigt das Ichbewusstsein und gibt den Neigungen Impulse. Er ist der Speicherplatz von Irrtum, Sehnsucht, Zweifel, Täuschung und Unwissenheit.

Unwissenheit

Die Unwissenheit vom Selbst als Zeugen lässt den Weltenlauf weiter zu, lässt die Welt so sein, wie sie uns erscheint, ist wie ein Schleier, verursacht eine Realität von Zweifel.

Ruhe und Stille

Wenn wir Stille und Ruhe suchen, dann müssen wir die Natur aufsuchen, Plätze, wo es nichts gibt, was die Aufmerksamkeit ablenken könnte.

Mein (2)

Wenn wir denken, »dieses gehört mir«, entwickelt sich die Identifikation mit den Dingen.

Was bedeutet auf dem Weg zu sein?

Es bedeutet sich von den Leidenschaften zu trennen, ihnen keinen Raum zu geben, mit ihnen nicht zu kooperieren, seine eigenen Vor-Urteile zu entlassen, sich von seinen Wünschen zu befreien, sich nicht von Gedanken lenken zu lassen, sich vom Karma (Absichten) zu befreien, sich von weltlichem Besitz und ähnlichen Anhaftungen zu lösen.

Was bedarf ständiger Achtsamkeit auf meinem Weg?

Buddha nennt zehn Dinge, deren Vermeiden zum Glück führt. Drei von den Dingen, die wir vermeiden sollten, sind vom Körper abhängig, nämlich alles, was mit Töten, Stehlen und Ehebruch zu tun hat. Vier weitere zu vermeidende Dinge sind vom Mund abhängig, nämlich Lügen, Schmeichelei, Verleumdung und Fluchen.

Weiterhin sind drei von Gedanken abhängig, Neid, Hass und Torheit.

Wenn es uns gelingt diese zehn schlechten Dinge durch Achtsamkeit zu vermeiden, wirken sie wie gute Taten und lassen Glück entstehen.

Der Feind des inneren Friedens

Wünschen ist der Feind des Friedens. Der Wusch ruft Ruhelosigkeit des Geistes hervor. Er ist der Ursprung allen menschlichen Kummers, aller Sorgen und Nöte. Wenn wir auf die Früchte des Handelns verzichten, vernichten wir den Wunsch.

Nutzloses Üben

Üben, das die Erscheinungsformen des Geistes – wie etwa die Gedanken – beherrschen soll, ohne das nötige Wissen, ist nutzlose Dressur. Zweifellos ist meditative Erfahrung besser als theoretisches Wissen. Wenn wir aber auf die Früchte des Handelns verzichten, ist dies besser als meditative Erfahrung, denn der Verzicht auf die Früchte allen Tuns, das Anhaften an diese Früchte, bringt den Frieden.

Wir sind heimatlose Wanderer! – was bedeutet das?

Heimatlosigkeit ist in übertragenem Sinn gemeint. Zweifellos geben wir nur ein Gastspiel auf dieser Erde und es wäre vermessen zu sagen, dass wir etwas wirklich besitzen.

Es wäre ein Traum, eine Illusion, die dem, wie die Dinge wirklich sind, entgegensteht.

Alles ist vergänglich.

Gott ist ungeteilt und doch auf alle Wesen verteilt.

Er ist in allen Körpern jedoch unsichtbar, so wie Raum durch die ihn begrenzenden Hüllen unterschiedlich erscheint, erscheint Gott unterschiedlich.

Demut

Demut ist das Vermeiden des egohaften Selbstanmaßens und des Eigenlobes, das Gegenteil von Eitelkeit, sie ist übertriebener Stolz, der wenigstens eine Grundlage wie etwa Wissen, Stärke oder Tugend zu haben glaubt. Er, der Stolz, beruht auf etwas, das aber im höheren Maße zu besitzen geglaubt wird. Der Demütige verschmäht Respekt, Ehre und Lob, meidet Ruhm und Auszeichnungen. Der Demütige zeigt sein Wissen, seine Fähigkeiten, seine Überlegenheit auf einem Gebiet nicht vor.

Warum bin ich ent-täuscht?

Ich täusche mich, ich nehme die Dinge nicht so, wie sie sind, ich hafte an der Zeit, an meinem Körper, an meinem Heim an, an Dingen, die vergänglich sind. Das Unglück durch Anhaftungen führt zu Ent-Täuschungen.

Bescheidenheit

Bescheidenheit ist eine Verhaltensweise, zugunsten anderer auf etwas zu verzichten. Bescheidenheit als Lebensprinzip ist gemäß dem altgriechischen Merkspruch: Nichts zu viel. Lk 18,14: »Wer sich selbst erniedrigt, wird erhöht werden«. Friedrich Nietzsche gibt dem im Zuge seiner Kritik christlicher Ethik die ironische Wendung:

> »Wer sich selbst erniedrigt, will erhöhet werden.«
> – Menschliches, Allzumenschliches, KSA 2, S. 87, Nr. 87

Demut II

Der Ausdruck Demut kommt aus dem althochdeutschen diomuoti (»dienstwillig«, also eigentlich »Gesinnung eines Dienenden«). Als Demütige erkennen und akzeptieren wir aus freien Stücken, dass es etwas für uns Unerreichbares, Höheres gibt.

Nachsicht

Geduld, Verzeihung, Nachsicht sind die Folgen des Wissens um die Wahrheit. Der Weise ist deshalb unberührt von den Angriffen der Egos, übt keine Vergeltung, ist sich seiner Gefühle und Gedanken achtsam bewusst

Das Selbst

Das Selbst ist ohne Anfang, ohne Eigenschaften, obwohl es im Körper eines jeden Menschen weilt, vollführt es keine Handlungen, es wird von nichts berührt, es ist jenseits der Natur, es war vor dem Körper da und besteht nach der Auflösung des Körpers weiter, es ist frei von Veränderungen, es ist frei von Funktionen.

Wer das Ziel kennt, kann entscheiden; wer entscheidet, findet Ruhe; wer Ruhe findet, ist sicher; wer sicher ist, kann überlegen; wer überlegt, kann verbessern. Konfuzius, chinesischer Philosoph, 551 – 479 v. Chr. Das dazu passende Ziel ist: »Liebe und tu, was willst.« – In epistulam Ioannis ad Parthos, tractatus VII, 8 Augustinus (Original lat.: »dilige et quod vis«).

Was fesselt uns und hindert uns am Glück?

Buddha zählte sieben Fesseln auf, die uns am Glück und an der Freiheit zu erleben hindern.

Es sind die Fesseln der Zuneigung, der Abneigung, der Ansichten, der Zweifelsucht, des Dünkels, des Neides und die Fessel der Selbstsucht.

Diese Fesseln sind die Anhaftungen und Verhaftungen, die wir alle in uns tragen.

Die Zuneigung ist die erste Fessel, die wir lösen müssen.

Oft wird Zuneigung mit einem falschen Verständnis von Liebe verbunden.

Diese Zuneigung endet oft in einem Festhalten und Anhaften-Wollen.

Während die Liebe bedingungslos sein muss, um sich frei zu entfalten, wird die Liebe durch ein Anhaften stark gehemmt.

Freiheit

Joh 8, 31 f. Da sprach nun Jesus zu den Juden, die an ihn glaubten: So ihr bleiben werdet an meiner Rede, so seid ihr meine rechten Jünger 32 und werdet die Wahrheit erkennen, und die Wahrheit wird euch frei machen.

Es ist die Freiheit von der Vorstellung, dass wir physischer Körper und Verstand sind. Apg 20, 35 f. Ich habe es euch alles gezeigt, dass man also arbeiten müsse und die Schwachen aufnehmen und gedenken an das Wort des HERRN Jesus, dass er gesagt hat: »Geben ist seliger denn Nehmen!« Freiheit von der Konsequenz aus dieser illusionären Vorstellung, nämlich der Angst aus der Vergänglichkeit dieser kurzlebigen Form. Wenn wir den Körper von innen spüren, das Leben im Körper wahrnehmen, sind wir jenseits der äußeren Form.

Fülle oder Mangel

Beginnen wir den **Tag** mit dem Gefühl der Fülle. Erkennen wir die Fülle des Lebens um uns herum, die unendlichen Flächen der Prärien, der Ozeane, der Gebirgszüge, die unendliche Vielfalt der Pflanzen- und Tierwelt, von der wir nur einen Bruchteil wahrnehmen können.

Das Leben ist die Fülle, das ewig Fließende, die Liebe, das Gebende. Wenn wir selbst dieses Leben in uns entdecken und fließen lassen, werden wir Gebende. Apg 20, 35 f. Ich habe es euch alles gezeigt, dass man also arbeiten müsse und die Schwachen aufnehmen und gedenken an das Wort des HERRN Jesus, dass er gesagt hat: »Geben ist seliger denn Nehmen!« Dieses »Fließen-Lassen« ist eine andere Art von Motivation, es entspringt nicht dem berechnenden Egoverlangen oder der Egofurcht. Es ist das Gewahr-Nehmen des gegenwärtigen Lebens, ein anderes gibt es nicht. Wir können jetzt Frieden schließen mit dem gegenwärtigen Augenblick, in dem sich das Leben entfaltet. Es ist unser Jetzt, was wir verändern können, in dem sich das Leben entfaltet, wir sind der Tanz, das Leben, der Tänzer.

Wenn wir uns bewusst werden, dass wir das Bewusstsein und ein blindlings reagierendes Ego sind, dann werden wir den jetzigen Augenblick akzeptieren, der immer da ist, uns nicht von ihm trennen wollen. Wir können aus dem Bewusstsein heraus handeln.

Wer der Welt nicht entsagt

… und den Weg des Handelns erwählt, frei ist von Egosüchten, ohne Verhaftung an die Früchte seiner Handlungen, diese der Schöpfung opfert, findet Frieden.

Identifikation mit dem ungeformten ewigen Leben

Wir sind Beobachter der Sinnesaktivitäten, unsere Sinne bewegen sich zwischen den Sinnesobjekten, wir leben ohne das Verlangen des Ego, ohne dessen Verhaftungen und Anhaftungen an die ersehnten Ergebnisse, die wir als Opfergabe an die Schöpfung ansehen.

Wir haften auch nicht an den Wunsch der Befreiung an, erkennen Nichthandeln im Handeln.

Handeln und Frieden finden

Wenn wir unsere Sinne unterwerfen und erkennen, dass das ungeformte Leben in allen Wesen ist, tätig sind zum Wohl aller, erfahren wir trotz Handelns keine Bindung. Wir handeln ohne selbstsüchtiges Motiv, es ist ein Opfer für ungeformte Heilige in uns allen.

Geisteshaltung

Derjenige , der weder Vergnügen erhofft noch das verabscheut, was ihm Schmerz bereitet, der weder Zu- noch Abneigung gegenüber irgendwelchen Sinnesobjekten hat, der sich über Erfolg und Misserfolg ... erhoben hat, kann als Nichthandelnder im Handeln bezeichnet werden.

Der befreite Mensch

... ist Beobachter der Sinnesaktivitäten, er identifiziert sich mit dem ungeformten Leben, der Liebe, dem Glück, was er ist. Er ist der Meinung, nicht ich sehe, sondern die Augen sehen, die Ohren hören usw. Er erfährt Nichthandeln im Handeln.

Die Seele mit dem Geist/Ego und das Bewusstsein

Die Seele macht die Erfahrung von Sinnesobjekten, die mit Körper, Geist und Sinnen in Verbindung stehen.

Mit den Erfahrungen wird die Seele mit dem Geist/Ego zum Erfahrenden.

Das Bewusstsein, das wahre Selbst, ist der stille Beobachter, der Nicht-Erfahrende, das nur Beobachtende, der Zeuge, der Betrachter, der Anwesende.

Weisheit des Weisen

Er hat keine Abhängigkeiten und steht den Sinnesobjekten gleichgültig gegenüber. Er verzichtet auf Handlungen, die Vergnügen dieser Welt oder der nächsten Welt sichern sollen.

Er weiß, dass alles, was ihm zustößt, das Wirken seines früheren Tuns ist. Er grollt nicht. Er strebt nicht nach Begrenztem und Vergänglichem. Er strebt nach Liebe. Die Liebe ist langmütig und freundlich, die Liebe eifert nicht, die Liebe treibt nicht Mutwillen, sie blähet sich nicht, sie stellet sich nicht ungebärdig, sie suchet nicht das Ihre, sie lässt sich nicht erbittern, sie rechnet das Böse nicht zu, sie freut sich nicht der Ungerechtigkeit, sie freut sich aber der Wahrheit, hat das Gefühl der Fülle. In vollkommener Hingabe ist er auf den Schöpfer gerichtet. 1 Korinther 13, 4 f.

Der weise Mensch jubelt nicht, wenn er das Gewünschte erhält, noch bedauert er, wenn das Unerwünschte ihm widerfährt oder er sich von Geliebtem trennen muss. Er lässt sich nicht entzücken von Lob noch verletzen von Tadel.

Er beherrscht sein Sprechorgan und schweigt, er beherrscht seine Gedanken, er muss nicht an einem bestimmten Ort sein noch eine feste Wohnstatt oder Heimat haben. Er ist mit einfachen Mitteln zum Erhalt des Körpers zufrieden.

Ehre und Schmach, Freude und Schmerz oder Hitze und Kälte sind die Gegensatzpaare, von denen der Weise nicht beherrscht wird, er ist ausgeglichen, gelassen und gleichmütig, er widersteht Zu- und Abneigung. Der weise Mensch hat keine Verhaftung an irgendetwas.

Befreiung

Wenn wir die Früchte unseres Tun auf dem virtuellen Altar des Herrn der Zeiten darbieten, der alles Eitle vernichtet, nehmen wir unserem Tun und Trachten die Kraft, ehrgeizige Früchte zu tragen, selbst den Gedanken an die Befreiung geben wir auf.

Dimension des Friedens

Wenn wir die Gedanken, die durch unseren Kopf gehen, als bloße Gedanken erkennen, wenn wir Zeuge unserer emotionalen und mentalen Muster zu reagieren werden, wie z.B. das »Mir-hilft-ja-keiner«-Muster oder »Das-ist-jetzt-aber-zu-viel«-Muster, eröffnet sich der zeitlose Raum des Bewusstseins, der Gegenwart, in dem die Gedanken und Emotionen kommen und gehen.

Stille

Wenn wir die innere Stille, den Raum , in dem sonst die Worte und Gedanken Lärm erzeugen, als Stille ohne Gedanken wahrnehmen, herrscht die Stille, die Voraussetzung für die Wahrnehmung der äußeren Stille ist.

Wir werden uns der Stille bewusst, denken jedoch nicht.

Worte

sind nur die Wegweiser, sie deuten auf die Dimension des Bewusstseins, die sie selbst nicht sind. Dort herrscht wortloser Frieden, ohne jedwelches Denken.

Es ist eine Dimension des wortlosen, denkfreien, lebendigen, pulsierenden Friedens, **weise und gelehrt**.

Der Weise ist der, der auf Handlungen verzichtet, die mit Wünschen verbunden sind, und auf die Früchte aller Handlungen verzichtet.

Ruhe

Der Weise, der erkannt hat, dass das höhere Selbst nicht sein Körper ist, ruht in diesem Körper, der Unwissende sagt: »Ich ruhe im Schaukelstuhl.«

Sichtweisen

Der Weise, der Befreite sieht in allem und jedem das unsterbliche Selbst. Er sieht keinen Unterschied zwischen einem Erleuchteten oder Geächteten, einem Weisen oder Spieler, er begegnet Feinden, Gleichgültigen, Hasserfüllten oder Rechtschaffenen im selben Geist.

Friede

Der Weise ist frei von Hoffnung, Wunsch und Gier, die den Geist ungestüm und ruhelos machen.

Er kennt die Gesetzmäßigkeiten und Muster des Geistes und kann ihnen Einhalt gebieten.

Entsagen

Wenn wir nicht an Sinnesobjekte denken, sterben die Wünsche. Wenn wir unsere Gedanken aufgeben, geben wir alle Wünsche und Handlungen auf, denn alle Wünsche beruhen auf Gedanken.

Zuerst denken wir, dann folgt die Handlung, um die Objekte des Wunsches zu unserem Vergnügen zu besitzen.

Warum muss ich grobe und subtile Wünsche als Wünsche erkennen?

Der Wunsch nach Geld, Macht, Prestige – das sind grobe Wünsche.

Und der Wunsch, frei zu sein, still zu sein, den Zustand der Erleuchtung zu erreichen – das sind subtile Wünsche, aber es sind immer noch Wünsche und Anhaftungen.

Der Traum vom Denken, von Vergangenheit und Zukunft

Wenn wir bewusst werden, erwachen wir wie aus einem Traum, aus dem Traum, der das Denken mit Vergangenheit und Zukunft schafft.

Wir sind dann präsent, ohne Probleme.

Was bedeutet auf dem Weg zu sein, vom Ufer in den Fluss gesprungen zu sein?

Es bedeutet »heimatlos« zu sein, keine Anhaftungen zu haben, keine Vorurteile, keinen Besitz, nicht gefangen in Absichten (Karma) zu sein. Wer am Ufer des Stromes ein »Haus« baut, sich bindet oder sonst irgendwie anhaftet, wird nicht springen.

Wie komme ich aus der Zukunft in die Gegenwart?

Wenn wir die Welt, die Gegenwart so nehmen, wie sie ist, und keine Leidenschaften entwickeln, wie sie sein sollte, zukünftig sein sollte, sind wir leidenschaftslos in der Gegenwart. Kehren wir dem Komparativ den Rücken. Besser, schöner, befriedigender ist der Ursprung der Leidenschaften und die Flucht aus der Gegenwart, denn »es ist so, wie es ist«!

Das Ego

ist ein gedachtes, erdachtes, konstruiertes Gedankenkonglomerat, nie fertig und deshalb in Verteidigungshaltung. Es ist reaktiv, meistens klagend, beurteilend, die Umgebung abwertend und sich selbst so erhöhend, die Illusion des Ich nährend.

Ein bevorzugtes Ego-Muster besteht aus Neid, Eifersucht und Missgunst. Es vergleicht sich, um sich zu erhöhen oder das Muster zu aktivieren: »Mein Schicksal ist härter« oder » Mein Leben ist ungerecht«.

Sorgen

Das Drama des Ich, was den größten Teil seines Lebens fesselt, ist ein Windhauch, die Vergänglichkeit zwischen Geburtsstunde und Sterbedatum und deren Nichtigkeit kann bewusst die Befreiung sein. Denn bewusst nehmen wir das Ewige hinter der Oberfläche wahr. LK 12, 22 Er sprach aber zu seinen Jüngern: Da-

rum sage ich euch: Sorget nicht für euer Leben, was ihr essen
sollt, auch nicht für euren Leib, was ihr antun sollt. 23 Das Leben
ist mehr denn die Speise, und der Leib mehr denn die Kleidung.
24 Nehmet wahr der Raben: die säen nicht, sie ernten auch nicht,
sie haben auch keinen Keller noch Scheune; und Gott nährt sie
doch. Wie viel aber seid ihr besser denn die Vögel! 25 Welcher ist
unter euch, ob er schon darum sorget, der da könnte eine Elle
seiner Länge zusetzen? 26 So ihr denn das Geringste nicht ver-
möget, warum sorgt ihr für das andere? 27 Nehmet wahr der Li-
lien auf dem Felde, wie sie wachsen: sie arbeiten nicht, auch spin-
nen sie nicht. Ich sage euch aber, dass auch Salomo in aller seiner
Herrlichkeit nicht ist bekleidet gewesen als deren eines. 28 So
denn das Gras, das heute auf dem Felde steht und morgen in den
Ofen geworfen wird, Gott also kleidet, wie viel mehr wird er
euch kleiden, ihr Kleingläubigen! 29 Darum auch ihr, fraget nicht
darnach, was ihr essen oder was ihr trinken sollt, und fahret nicht
hoch her. 30 Nach solchem allen trachten die Heiden in der Welt;
aber euer Vater weiß wohl, dass ihr des bedürfet. 31 Doch trach-
tet nach dem Reich Gottes, so wird euch das alles zufallen.
32 Fürchte dich nicht, du kleine Herde! denn es ist eures Vaters
Wohlgefallen, euch das Reich zu geben. 33 Verkaufet, was ihr
habt, und gebt Almosen. Machet euch Beutel, die nicht veralten,
einen Schatz, der nimmer abnimmt, im Himmel, da kein Dieb
zukommt, und den keine Motten fressen. 34 Denn wo euer Schatz
ist, da wird auch euer Herz sein.

Ich

Wenn wir Sätze mit »ich« bilden, sprechen wir von uns und unserer Lebensgeschichte. Meist sind es dramatisierte Teilstücke unserer Lebenssituation, mit der wir uns identifizieren.

Es handelt von einem Ich und dessen Interessen, Vorlieben, Abneigungen oder Wünschen.

Es ist ein emotional-mentaler Zustand aus Gedanken, Meinungen, Mustern und Ideen aus Vergangenheit oder Zukünftigem, was wir sein wollen. Ein flüchtiges momentanes Gebilde, nur ein Wimpernschlag an Beständigkeit.

Das Zeuge-Sein, das Bewusst-Werden dieses Ich, ist nicht das Ich selbst, es ist das unbeeinflusste Bewusstsein.

Name ist Schall und Rauch

Unser Verstand zerstückelt die zusammenhängende Wirklichkeit in fragmentarische Denkweisen der Analyse, in künstliche Einheiten der Phantasie. Das wirkliche Ganze wird in Begriffsfetzen zerkleinert. »Nenn' es dann, wie du willst, | Nenn's Glück! Herz! Liebe! Gott! | Ich habe keinen Namen | Dafür! Gefühl ist alles; | Name ist Schall und Rauch« (Zitat von Goethe, Faust I).

Erkennen

Wer erkennt, dass wir uns ärgern oder ängstigen, wer erkennt diese Muster des Ego, die nichts Persönliches sind? Wir sind dieses erkennende Bewusstsein, das selbst nicht geängstigt oder verärgert ist.

Mentales Gefängnis

Unsere Gedankengebäude, unsere Ideologien, Dogmen sind nicht die Wirklichkeit, sie schließen uns ein, halten uns fest in der Identifikation mit unserem Standpunkt. Jede Interpretation, jeder Gedanke, jede Meinung, ob über unser Leben oder sonst etwas , sind nur eine der sicher vielen möglichen Sichtweisen, ein vielleicht sogar systemisches Konglomerat vieler Gedanken, nie jedoch die Wirklichkeit.

Welche Schritte musst du gehen, um höchstes Glück zu erreichen?

Die Lehre vom Nicht-Selbst liegt auch der Philosophie Buddhas zugrunde.

Mach dir hier in dieser Welt kein Heim, sei an nichts verhaftet und schau in dich hinein und entdecke, du bist nicht.

Genauer heißt dies, wir sind nur Gast, ein dauerhaftes Heim bauen zu wollen, ist illusorisch.

Weiterhin stellt das Ich, für jeden nachvollziehbar, nur eine Anhäufung unserer Träume, Gedanken und Erfahrungen mit dem Thema »ICH« dar.

Wenn wir unser Ego wirklich loswerden wollen, müssen wir so vorgehen:

Erstens: kein Heim.

Zweitens: keine Anhaftungen in »unseren« Beziehungen. Drittens: kein Selbst.

Was soll ich tun, um meine Unruhe zu stillen?

Die Zukunft ist eine Projektion unseres Verstandes, sie ist nicht Realität.

Mit dieser nur vorgegaukelten Scheinrealität lässt es sich nicht auseinandersetzen. So erzeugt sie Angst.

Angst scheint in der Zukunft begründet viele Ursachen zu haben.

- Angst vor Verlust
- Angst vor Versagen
- Angst vor Verletzung

Aber letztendlich ist jede Angst die Angst des Ich, unseres nur gedachten Ich, unserer Ich-Illusion vor dem Tod, vor der Vernichtung.

Hinter jeder Ecke, in jeder Dunkelheit, gleichsam wie ein verborgener Verbrecher, lauert auf uns der Tod, so überfällt das Ich der Gedanke, springt uns die Angst an wie eine Katze.

So sind wir von der Angst in jedem Augenblick unseres Lebens beeinträchtigt.

Stufen des Lebens

Jede Lebensstufe ist an sich zeitlich begrenzt und blüht zu ihrer jeweiligen Zeit. Wir sollen uns bei jedem Ruf des Lebens mit Tapfer- und Heiterkeit sowie ohne Trauer von unserem alten Lebensstadium verabschieden und einen Neubeginn wagen. Wir sollen an keiner der Lebensstufen anhaften, für die der »Weltgeist« keine Einengung, sondern eine Ausweitung von Stufe zu Stufe vorsieht. Haben wir auf einer Stufe versucht Heimat zu finden, so drohen wir in eine Erschlaffung und Lähmung zu geraten. Deshalb sollen wir Menschen den Tod als Genesung betrachten, denn letztlich ist auch er nur der Abschied von einer Lebensstufe.

Neurose oder die Entwicklung der Menschheit

Es gibt im Leben der Menschen zahlreiche Muster, die in der Kindheit entstehen und die wir Menschen immer während des gesamten Lebens wie Musikstücke abspielen.

»Ich darf nicht verlassen werden!« – Aus Angst, verlassen zu werden, klammern wir uns zu stark an Menschen, bis diese dann aus Platzangst die Flucht ergreifen.

»Ich muss misstrauisch sein!« – Aus Angst, verletzt zu werden, meiden wir Beziehungen grundsätzlich oder gehen nur solche ein, in denen wir schließlich, wie prophezeit, schlecht behandelt werden.

»Ich bin abhängig, allein schaff ich es nicht!« – Wir wurden nicht zur Selbständigkeit erzogen, sodass wir uns inkompetent fühlen, uns von der Partnerin oder dem Partner abhängig machen und dominieren lassen.

Verletzbarkeit! – Durch Überbehütung und Fernhalten vor Gefahren sehen sie das ganze Leben als eine Gefahr und entwickeln diffuse, unrealistische Ängste.

Emotionale Entbehrung! – Die Eltern haben die emotionalen Bedürfnisse des Kindes nicht erfüllt, sodass alle Beziehungen als Erwachsener unbefriedigt bleiben und sie in ihrem liebesunfähigen Zustand verharren

Soziale Isolation! – Dadurch dass man nie zu einer Gruppe dazugehörte oder abgelehnt wurde, vermeidet man heute Kontakte und Freundschaften.

Unzulänglichkeit! – Sie hatten als Kind das Gefühl, es nicht wert zu sein, geliebt zu werden; als Erwachsener fürchten sie sich vor Liebe, weil sie kaum glauben können, dass man sie schätzen kann.

Versagen! – Sie konnten in der Schule den Anforderungen nicht genügen und bleiben im Erwachsenalter dieser Lebensfalle treu, indem sie das Ausmaß ihres Versagens übertrieben darstellen, um dieses Verhalten weiterhin sicherzustellen.

Unterwerfung! – Ein Elternteil hat sie unterdrückt, sodass sie sich als Erwachsener zu Beziehungen mit dominierenden Personen hingezogen fühlen und sich ihnen unterwerfen.

Überhöhte Standards! – Nichts, was sie als Kind taten, war für ihre Eltern gut genug, sodass sie heute rein materiell orientiert sind.

Anspruchshaltung! – Typisches Verhalten verzogener Kinder, denen keine Grenzen aufgezeigt wurden. Als Erwachsene werden sie schnell wütend, wenn sie nicht bekommen, was sie wollen.

Die Spur

Wir hinterlassen nur für eine kurze Zeit eine Spur. Wenn wir achtsam sind, können wir die Spur Gottes erkennen. Wenn wir nur eine sehen, hat er uns getragen.

Achtsamkeit

Ein Seeräuber erbeutete eine Schatzkiste. Doch als er sie öffnete, fand er nur Steine.

Voller Wut warf er mit ihnen nach den in der Dünung schwimmenden Möwen. Einen Stein, der besonders schön geformt war, nahm er mit zum Lagerfeuer an Land. Dort funkelte der verdreckte Rohdiamant im Schein des Feuers.

Hypnose

Er verkaufte die besten Würstchen weit und breit an der Fernstraße zur Hauptstadt, der alte Mann, den das lange Leben im Alter mit Schwerhörigkeit und nachlassender Sehkraft forderte. Er las deshalb keine Zeitung und hatte kein Radio.

Lebenszeit

Die abendlichen Feste des Kaisers in Rom waren weithin bekannt.

Als er wieder einmal ein großes Abendessen gab, erhob er sich plötzlich, bat um Ruhe und sprach:

»Amici, diem perdidi« (Freunde, ich habe einen Tag verloren), und fuhr fort: »Ich habe heute noch niemandem Gutes getan.«

Authentisch

Ein Manager, der seine Sucht fürchtete, suchte einen Coach auf, der ein Meister seines Faches war und hochgelobt in einer fernen Stadt praktizierte.

Der Manager sagte ihm, dass er zu viel Alkohol trinke.

Der Coach folgte interessiert seinem Lebensbericht und sprach, er möge am nächsten Tag um die gleiche Zeit wiederkommen.

Müde von den langen Reisen fand er sich am nächsten Tag ein.

»Bedenken Sie sich zu mäßigen, Sie können so viel andere nicht alkoholische Getränke trinken.«

Etwas gereizt sprach der Manager: »Das hätten Sie mir auch gestern sagen können.«

Der Coach antwortete: »Vor Ihrer Ankunft hatte ich selbst dem Wein gefrönt.«

Loslassen

Affen, die später zur Ernte von Kokosnüssen abgerichtet werden, fangen die Bauern in Borneo auf folgende Weise:

Sie ziehen einen Zaun am Urwaldrand.

Auf einer Zaunseite, der dem Dorf zugewandten Seite, liegen dicht am Zaun die Kokosnüsse. Wenn die Affen von der gegenüberliegenden Seite, vom Urwald aus, durch den Zaun greifen, erfassen sie die Nüsse, aber jetzt bekommen sie ihre Faust nicht durch die Zaunstäbe, loslassen können sie instinktgemäß ihre Beute auch nicht.

Wir können nicht wissen

Als ein großer General mit seinen Truppen in die Schlacht gegen eine unüberwindliche Übermacht ziehen wollte, meuterten die Truppen. Er betete darauf in einem Heiligtum, trat beseelt heraus und kündigte an, eine Münze entscheiden zu lassen, so der Auftrag der Heiligen. »Wenn es Kopf ist, werden wir gewinnen, so gaben mir die Heiligen zu verstehen, wenn Zahl, verlieren wir.«

Er warf Kopf und seine Truppen gewannen daraufhin. Sein Adjutant pflichtete ihm bei: »Niemand kann dem Schicksal entkommen!« Der General zeigte ihm eine Münze, die auf beiden Seiten Kopf trug.

Wir beurteilen alles mit einem Hintergrund

Darf man beim Meditieren rauchen? Sofort ist das innere Bild eines Meditierenden da, zu dessen Situation wir das Rauchen nicht passend empfinden. Es bildet sich ein ganz anderes Bild als bei der Frage: »Darf man beim Rauchen meditieren?« Wir sehen jetzt als inneres Bild vielleicht einen Menschen rauchen, der die Augen geschlossen hat und Abstand nimmt von seiner Sucht.

Der unvermeidbare Krieg

Nur wenige Wochen noch, dann würde der Krieg unvermeidbar beginnen, so dachten die Anführer der gegnerischen Lager, als einer von ihnen einer Mediation zustimmte und der zweite widerwillig folgte. Der Mediator verlangte von beiden eine Lobrede auf seinen vermeidlichen Gegner. Der Krieg fand nie statt.

Wahres Glück

Es gibt nichts, was unser Leben erhalten kann. Vollkommenes Glück ist das Nichtvorhandensein des ewigen Strebens nach Glück. Tatsächlich schätzt die Welt Reichtum, Ruhm, langes Leben und vergisst all das Unglück, was auch damit verbunden ist.

Das Ego erkennen

Konfuzius berichtet von neun Proben, in denen das Ego sich spiegelt. Einen zu prüfenden Menschen schickt man mit einem Auftrag in die weitere oder nähere Ferne, schnell wird man Einsicht in die Treue eines Menschen erlangen. In der Nähe des »Prüflings« wird man schnell sein Verhalten erfahren. Aufgaben lassen seine Fähigkeiten deutlich werden, wie plötzliche Fragen sein wahres Wissen testen. Vereinbarte Leistungen unter Schwierigkeiten zeigen, ob er Wort hält. Anvertrautes Vermögen stellt sein Herz auf die Probe, wie drohende Krisen seine Charakterstärke entlarven. Wenn der Prüfling Süchten ausgesetzt ist, kann man seinen inneren Charakter erfahren und in Gesellschaft von Frauen, Kindern und Schwächeren ebenso.

Die Metapher vom Wissenschaftler (oder »Es gibt mehr Dinge zwischen Himmel und Erde, als eure Schulweisheit sich erträumen lässt«)

Ein Wissenschaftler, Professor der Physik, bereiste während eines Forschungsprojekts die Wüste Nefut, eine der heißesten Wüsten der Erde. Auf einer Expedition verirrte er sich hoffnungslos. Fast wahnsinnig vor Durst sah er in der Ferne eine Oase. Auf keiner seiner Karten gab es sie. »Es ist die übliche Täuschung«, murmelte er zu sich. Tatsächlich sah er näher kriechend und torkelnd grüne Palmen und hörte Wasser plätschern. Er wurde Stunden später tot von Beduinen am Rande der blühenden Oase gefunden.

Psychologie der Seele

Bhagavad-Gita Kap. 12

Die Seele bewohnt die Natur, befindet sich innerhalb der Natur. Dort erfährt sie die Eigenschaften der Natur. Sie identifiziert sich mit Körper und Sinnen. Sie handelt aufgrund der Eigenschaften der Natur. Empfindet Schmerz oder Freude, kreiert eine Individualität, spricht im inneren Dialog: »Ich bin weise, glücklich, unglücklich, enttäuscht oder …«

Die Natur ist die materielle Ursache aller Wesen.

Sie ist die Ursache all ihrer Erscheinungsformen und speist alle mit Energie.

Der befreite Weise

Bhagavad-Gita Kap. 14

Wenn wir Zeuge unserer Eigenschaften werden, weder Erlebende noch Handelnde sind, wir von den Eigenschaften nicht berührt werden, sind wir weise.

Verhaftung an den Körper

Der Körper beunruhigt uns durch unterschiedliche Wünsche und Antriebe. Dann sind wir nicht vom Verstand geleitet und die Instinkte dominieren. Trägheit, Schlaf und Lethargie verleiten zu trägem und törichtem Handeln, das andere vor den Kopf stößt.

Wir gähnen und schlafen viel und wissen nicht, was wir tun sollen, oder gehen irgendwelche Wege, obwohl wir wissen, dass es falsche, ja törichte sind.

Verhaftet-Sein in Aktivität und Ehrgeiz

Neben dem Verhaftet-Sein in Glück und Wissen sind wir immer wieder in der Strömung des Sinnesdurstes und damit an Handeln verhaftet.

Wir sind dann gefangen in Sehnsüchten und Wünschen. An alle, die uns bei der Erfüllung unterstützen, haften wir an, die uns im Wege stehen, hassen wir. Eine fast ewige Gier scheint zu treiben. Ruhm, Ehre und Bequemlichkeit als Hauptziele verstricken uns dann in endlose Aktivitäten.

(Bhagavad-Gita Kap. 14)

Glück und Wissen binden wie eine goldene Fessel

Der Vergleich mit anderen lässt uns hybrisch werden, stolz genießen wir in dieser Grundeigenschaft das Mehr an angenehmen Erfahrungen.

Die Bindung erfolgt durch die Vorstellung »wir sind glücklich, wir sind wissend und weise«.

Geist, Verstand, Ichbewusstsein produzieren Wissen, nicht das Selbst.

Die 3 Gunas

Wenn wir Freiheit und Vollkommenheit erreichen wollen, müssen wir die Eigenschaften und Muster unser Egonatur erkennen und transzendieren. Diese bei allen Menschen zu findenden Eigenschaften können in 3 Gruppen eingeteilt werden, so die Bhagavad-Gita.

Es ist das Strahlen des Wissenden und Glücklichen, die Aktivität und der Ehrgeiz des Handelnden und die Unachtsamkeit des Lethargischen.

Guna (Sanskrit, m., गुण, guṇa, urspr.: Schnur, Faden; später: Eigenschaft, Qualität) sind jene Kräfte, aus denen die Urmaterie zusammengesetzt ist.

Die Urmaterie ist aus den folgenden drei Gunas zusammengesetzt: Tamas (Trägheit, Dunkelheit, Chaos), Rajas (Rastlosigkeit, Bewegung, Energie) und Sattva (Klarheit, Güte, Harmonie).

Als ihre personifizierte Darstellung, die Grundlage hinduistischer Glaubenslehre ist, kann das Trimurti, manchmal auch als hinduistische Trinität bezeichnet, gesehen werden. Sie beschreibt die »Dreifaltigkeit« des Kosmos in Form der drei großen Götter: Brahma als den Schöpfer, Vishnu als den Erhalter, Shiva als den Zerstörer.

Gunas in der Bhagavadgita

Neben anderen Schriften des Hinduismus geht die Bhagavadgita im siebzehnten und achtzehnten Kapitel ausführlich auf die Gunas ein und beschreibt ihre elementare Bedeutung für das Denken und Handeln des Menschen. Sie nennt drei Arten des Glaubens (Sraddha), drei Arten von Nahrung, drei Arten von Opfer, drei Arten der Buße oder Askese (Tapas), sowie die drei Arten der Barmherzigkeit beim Spenden von Gaben (Dana).

Krishna benennt zunächst die drei Arten des Glaubens und wie diese von den Gunas beeinflusst sind.

1. Menschen, bei denen Sattva vorherrscht, verehren die Götter.

2. Menschen, bei denen Rajas überwiegt, verehren Rakshasas und Yakshas.
3. Menschen, bei denen Dunkelheit und Trägheit (Tamas) vorwiegend zu finden sind, verehren Gespenster und Geister (Bhutas oder Pretas).

Hinzugefügt wird die Gruppe derjenigen, die sinnlos, von Trug und Ichsucht sowie Rajas und Tamas beherrscht, Körper und Seele peinigen. Sie gelten als dämonengleich gesinnt. (Bhagavadgita 17.1–6)

Die drei Arten der Speisen:
1. Milde Speise, voll Saft und Geschmack, beruhigend, bekömmlich und frisch, ist beliebt bei Menschen, in denen Sattva vorwiegt. Diese Speisen beleben und spenden Energie, Stärke und Gesundheit und bringen Freude sowohl körperlich als auch geistig.
2. Extrem scharfe, bittre, beißende, saure, salzige, scharf gewürzte Speisen werden von Menschen bevorzugt, in denen Rajas vorherrscht. Sie verursacht Verstimmung des Körpers und des Geistes und schlechte Gesundheit oder Krankheit.
3. Speise, die schal und geschmacklos, verdorben und unrein ist, wird von Menschen mit einer Disposition zu Tamas geschätzt. (Bhagavadgita 17. 7–11)

Die drei Arten der Opfer:
1. Wer nicht nach Lohn fragt und die Riten nach Vorschrift ausführt, hat eine von Sattva erfüllte Haltung. Sein Opfer ist von Herzen gegeben und um seiner selbst willen.
2. Wer jedoch des äußeren Scheins wegen und nach göttlicher Belohnung heischend opfert, hat eine von Rajas geleitete Haltung.
3. Wenn bei einem Opfer jedoch der Glaube fehlt und gegen die Opfervorschriften gehandelt wird, so überwiegt Tamas, die Dunkelheit. Es liegt kein Essensopfer, kein Gebet der Hingabe

und kein Geschenk für den leitenden Priester vor und es mangelt an jeglichem Glauben. (Bhagavadgita 17.11–13)

Die drei Arten der Askese (Tapas):

1. Wenn die dreifache Übung (weil drei Arten) der Askese hingebungsvoll und mit erleuchtetem Geist ausgeübt wird, ohne Gedanken an eine Belohnung, herrscht Sattva vor.
2. Rajas herrscht dagegen vor, wenn man die Askese aus egoistischem Stolz oder für Ruf, Verehrung und Ehre betreibt. Die Wirkung dieser Art von selbstauferlegter Strenge wird wegen des Mangels an Entschlossenheit und gutem Vorsatz nicht von langer Dauer sein.
3. Tamas dominiert, wenn die Übungen um einer törichten Idee willen oder der Lust an den auferlegten Mühen und Qualen wegen oder in der Absicht, einem anderen zu schaden, unternommen werden. (Bhagavadgita 17.14–19)

Die drei Arten von Gaben und Geschenken (Dana):

1. Das Geschenk ist von der Art des Sattva, wenn sie verdienstvollen Menschen zugutekommt und dies am rechten Ort und zur rechten Zeit geschieht. Nicht wegen zurückliegender oder erwarteter Nutzen und Vorteile, sondern einfach nur aus dem Wissen heraus, das Richtige zu tun.
2. Die Gabe ist von der Art des Rajas, wenn sie in der Erwartung von Gegenleistungen oder um einer Belohnung willen getätigt wird.
3. Das Geben ist von der Art des Tamas, wenn der Beschenkte unwürdig ist, wenn Ort oder Zeit ungeeignet sind, wenn die Motive verächtlich sind und mit Geringschätzung der Gefühle des Beschenkten gegeben wird. (Bhagavadgita 17. 20–22)

Über das rechte Verhalten gegenüber den Kräften der Gunas sagt Krishna:

»Wer, wo ein ›Guna‹ ihm erscheint, Er darum diesen doch nicht hasst, Nach andern ›Gunas‹ nicht begehrt, im Geiste ruhig und gefasst; Wer gleichsam unbeteiligt bleibt, Bei eines ›Guna‹ Gegenwart, Wer denkt, ›ein Guna treibt sein Spiel‹, Und deshalb stets den Gleichmut wahrt; Wer standhaft ist in Freud und Leid, Wem gleich ist Scholle, Stein und Gold, Wer gleich sich bleibt, wenn man ihn schmäht Und wenn man ihm Bewund'rung zollt; Wem gleich ist Ehre oder Schmach, Ob Freund, ob Gegner unterliegt, Wer jeder Tat entsagt, der hat Der ›Eigenschaften‹ Macht besiegt.«

(Bhagavadgita 14.22–14.25)

Meditation

Meditation ist keine Methode, um zur Erleuchtung zu kommen, es ist die Erleuchtung selbst.

Vergänglich

Alles einmal Entstandene, Gewordene ist in Veränderungen begriffen, ist vergänglich und löst sich auf. Es existiert nur kurze Zeit und ist dem Verfall unterworfen.

Alles ist flüchtig und leer und ohnmächtig.

Erleuchtung

Die Dinge offenbaren sich selbst, die Dinge erschließen sich selbst, das ist Erleuchtung.

Der Weg

… erhält kein Gestern, Morgen und kein Heute.

Wie ein Schatten

Die Welt ist wie ein Schatten, ein Stern im Morgengrauen, ein Blitz, ein flackerndes Licht, ein Traum oder eine Seifenblase im Wind.

Sklaverei

Der Weltgier, der Böswilligkeit und dem Hass, der Dumpfheit und Trägheit, der Unruhe und dem Ärger, dem Zweifel abzuschwören, heißt Befreiung von der Sklaverei.

Wachsamkeit und der Tod

Wenn wir ständig wachsam sind, wenn der Glaube an das Ich zerstört ist, die Welt in unseren Augen leer ist, kann der Tod nichts mehr sehen.

So endet das Übel

Üben wir uns, dass das Gehörte einfach das Gehörte ist, das Gesehene einfach das Gesehene, ohne ein »Deshalb« oder »Dadurch« oder »Weil«, das Vorgestellte einfach das Vorgestellte, das Erkannte einfach das Erkannte ohne ein »Dadurch« oder »Weil« oder »Darin«. Ohne das »Darin« oder »Dadurch« oder »Weil« wird es weder ein »Hier« noch ein »Dort« geben.

Frei von weltlichem Anhaften und Verstrickungen

Wenn wir frei sind von der Gier, dem Hass, der Unwissenheit von dieser Erkenntnis, dass z.B. das Auge, das dadurch Sichtbare, die Vorstellungen, die mit Sichtbarem verbunden sind … Anhaftungen erzeugen, lösen wir uns von den Verstrickungen. Deshalb müssen wir unsere Sinne bändigen.

Das Rad des Leidens

Wenn das Verlangen erlischt, hört das Anhaften auf, hört der Prozess des Werdens auf, hört die Inkarnation auf, hören Leid, Kummer, Schmerz, Elend und Verzweiflung auf.

Dies gehört mir nicht, dies bin ich nicht, dies ist nicht mein Selbst

Jedes Gefühl, jede Wahrnehmung, jede Geistregung, jeder Bewusstseinszustand gehört mir nicht, bin ich nicht, ist nicht mein Selbst.

Vergänglichkeit

Eine junge Frau erlangte erst Respekt in ihrem Dorf, als sie ihrem Mann einen Sohn gebar. Als dieser aber plötzlich früh starb, fürchtete sie wie vorher ein »Nichts« zu sein. Sie war seelisch so darnieder, dass sie von Haus zu Haus ging, den toten Sohn im Arm und um Hilfe bettelte. Daraufhin schickte sie ein Weiser des Dorfes zu einem Guru, der unweit des Dorfes lebte. Der erkannte, dass die Frau zur Umkehr bereit war, lobte sie, dass sie gekommen war, und gab ihr folgender Auftrag. »Es war gut wegen einer Medizin zu mir zu kommen, geh ins Dorf zurück, klopfe überall an und bringe Senfsamen für die Medizin von der Familie, in der noch niemals jemand gestorben ist!« Nachdem sie im Dorf mehrere Familien gefragt hatte, erkannte sie schnell, dass es keine Familie ohne die Erfahrung des Todes gab. Da rief sie plötzlich aus: »Das muss er doch gewusst haben!«

Sie trug den Sohn zu Grabe, weinte bitterlich und sprach zu dem toten Sohn: »Ich dachte, nur dich hätte das Schicksal ereilt, das, was man den Tod nennt, es ist ein Gesetz, das alle Menschen eint!«

Die vier edlen Wahrheiten

1. Das Leben im Daseinskreislauf ist letztlich leidvoll.
2. Ursachen des Leidens sind Gier, Hass und Verblendung.
3. Erlöschen die Ursachen, erlischt das Leiden.
4. Zum Erlöschen des Leidens führt der Edle Achtfache Pfad.

»Das (unerleuchtete) Leben im Daseinskreislauf ist leidvoll: Geburt ist Leiden, Altern ist Leiden, Krankheit ist Leiden, Tod ist Leiden; Kummer, Lamentieren, Schmerz und Verzweiflung sind Leiden. Gesellschaft mit dem Ungeliebten ist Leiden, das Gewünschte nicht zu bekommen ist Leiden.«

Leiden meint so etwas wie »unbefriedigend«, »unvollkommen« und »ungenügend«.

Es geht um eine verfehlte Haltung des Menschen zum Dasein.

Als ursprünglicher Leidensgrund gilt Nichtwissen um die Verbundenheit aller Dinge, was zu falschen Wahrnehmungen und falschem Handeln führt.

»Die Ursachen des Leidens sind Begehren, Abneigung (negatives Begehren) und Unwissenheit (über die Natur des Leidens).

Der Durst beinhaltet neben Reichtum und Macht das Hängen an Vorstellungen und Idealen, Ansichten, Meinungen, Lehren, Begriffen und Glaubensvorstellungen

»Durch das Erlöschen der Ursachen erlischt das Leiden: Das restlose Vergehen bzw. Enden, Abkehren, Abtreten, Aufgeben und Loslassen genau dieses Verlangens.«

»Erlöschen des Begehrens (und damit des Leidens) ist möglich. Zu diesem Erwachen führt der ›Edle Achtfache Pfad‹: Rechte Sicht, rechte Entschlossenheit, rechtes Reden, rechtes Handeln, rechter Lebensunterhalt/-erwerb, rechtes Bemühen, rechte Aufmerksamkeit/Achtsamkeit, rechte Konzentration.«

Die Metapher vom Giftpfeil

Ein von einem Giftpfeil getroffener Krieger wollte, obwohl er doch schleunigst operiert werden musste, wissen, wer, aus welchen Gründen, welchem Motiv den Pfeil abgeschossen habe.

Unkontrollierte Gedankenwelt

Die unkontrollierte Gedankenwelt, erschaffen durch unsere Gedanken, folgt uns wie ein Schlitten den ziehenden Hunden.

Metaphysik

Die Welt, die hinter der Welt der Dinge, hinter der Welt menschlichen Lebens, hinter der Welt menschlichen Geistes eine göttliche Wirklichkeit erkennt, beschäftigt die Menschheit seit Jahrtausenden.

Die Praxis des »Nicht-Anhaftens«

Schaffen wir eine innere Distanz, indem wir uns in den Beobachtenden und das Beobachtete aufteilen. Wir merken, wie weit wir in einem Traum leben.

Zeuge

Der absolute Ursprung allen Seins durchdringt das Universum, es wird selbst von nichts durchdrungen.

Durch das Erkennen, dass jede individuelle Seele eins mit der Weltseele ist, erfolgt Befreiung.

Das ewige immanente Selbst, das eins ist mit dem absoluten Urgrund alles Daseins, ist der Zeuge des individuellen menschlichen Geistes.

Das bist du

Das ewige immanente Selbst ist eins mit dem absoluten Ursprung des gesamten Daseins, dieses selbst zu entdecken, ist die Bestimmung des Menschen.

Die Illusion vom beständigen Ich

Das Ich ist ein Konglomerat, eine vielgestaltige Zusammenstellung von Einstellungen, Eigenschaften und Mustern, die immer wieder durch bestimmte Reize hervorgerufen werden.

Man kann sagen, der Mensch reagiert wie verschiedene Persönlichkeiten in einem Körper.

Nun – hier – jetzt

Vor dem »Nun-hier-jetzt« lag, was jetzt aufhören muss, damit man das Neue lernen kann. Es bedarf eines völligen Bruchs mit der Vergangenheit. All unser Wissen hat zur völligen Enttäuschung und Desillusionierung geführt. Nun-hier-jetzt ist ein Zustand des Nichtwissens.

> Habe nun, ach! Philosophie,
> Juristerei und Medizin,
> Und leider auch Theologie
> Durchaus studiert, mit heißem Bemühn.
> Da steh ich nun, ich armer Tor!
> Und bin so klug als wie zuvor;
>
> Goethe, Faust I

… Die Vergangenheit ist sinnlos geworden, die Zukunft, was sie immer war und ist, »ungewiss«, die Aufmerksamkeit ungeteilt dem »Nun-hier-jetzt« zugewandt.

Vergangenheit

Die Totalität aller Bewegungen der seelisch-geistigen Vorgänge und unserer Identifikation mit ihnen stellt die Vergangenheit dar. Unser Verhaftet-Sein mit der Vergangenheit dient der Projektion unserer Hoffnungen in die Zukunft. Dass man aus einer sinnlosen Vergangenheit keine wirkliche Beziehung zum Jetzt erreicht, erscheint logisch.

Freiheit

Echte sowie sinnvolle Freiheit darf auch nicht von der Vergangenheit bestimmt werden. Die seelisch-geistigen Vorgänge, die Muster, Gewohnheiten, Rituale, der Vergangenheit verhaftet, verhindern ein freies Wählen, da das Wählen mit dem Gewählten identifiziert ist. Die Freiheit von dem Gewussten, von der Vergangenheit, ist eine Freiheit von dem vorstellenden Wählen. Das Vorziehen des Angenehmen, das Abstoßen des Unangenehmen ist die wählende Tätigkeit des Geistes. Diese beruht auf der Erinnerung, der erinnerten Vergangenheit. Die wahre Freiheit kann nur dann wahr sein, wenn sie auch die Freiheit, nicht zu wählen, ist. Es ist der Ausgang aus dem endlosen Zwang zu wählen.

Die Freiheit

… von dem Gewussten, dem Bekannten, dem immer schon Bekannten, von der Vergangenheit bringt die Freiheit von dem über die Vorstellungen des Geistes erfolgenden Wahlakte. Denn … Wählen bedeutet sich in den Vorstellungen des Geistes zu bewegen, eine Wahl zwischen mindestens zwei Alternativen. Das ist die »Ego-Welt«, denn nur dort gibt es eben diese gedachten Alternativen, denn eigentlich sind die Alternativen nur Tatsachen, nur das konditionierte Denken macht daraus Alternativen, und die sich Vorstellungen machende wählende Tendenz des Denkens neigt in narzisstischer Selbstgefälligkeit dazu, sich Situationen zu suchen, die ihm gefallen, seinen angeborenen Neigungen entsprechen.

Ungeduld

Der Wunsch, schnell zum Ziel zu kommen, lässt unbewusst, unerkannt, wie utopisch das Streben der Gedanken, Gefühle, Vorstellungen usw. ist. Haben wir erst erkannt, dass der erste Schritt zur wirklichen Freiheit das Nicht-Wählen ist, hat Ungeduld auf einer Reise ins völlig Unbekannte keinen Sinn.

Wahrheit

Die Hingabe an sinnliche Vergnügungen zieht uns in den Kreislauf von Entstehen und Vergehen. Dieses bedingte Entstehen verwurzelt unser Verlangen nach Erfreulichem. Erfreulich sind körperliche Empfindungen und Ideen. Nicht die Hingabe, diesmal an das Abtöten der sinnlichen Vergnügungen, sondern der Frieden als mittlerer Weg ist zu gehen.

Es ist die Begierde, die das Entstehen und Vergehen, die Wiedergeburten verursacht.

Wo immer es erfreuliche Dinge gibt, entsteht das Verlangen und verwurzelt uns.

Anhaftung an Vergänglichem

Menschenliebe, Gerechtigkeit, Zeremonien, Harmonie, Tag und Nacht, Hunger und Durst, Hitze und Kälte, Reichtum und Armut, Tugend und Laster, Besitz und Verlust, Leben und Tod, Gelingen und Misslingen stören die Harmonie. Ohne die Schärfe des Urteilens leben wir im Frieden der »Jahreszeiten« des Seins. Gedanken, Körper vergessen, eins werden mit dem Unendlichen, kein Raum für Neigungen, es gibt keine Hemmungen mehr, im Nichttun vollbringen.

Identifikationen

Ein Fenster macht, dass ein leerer Raum von der Gegend belebt wird.

Wenn wir die Sinne so gebrauchen, teilen sie die Welt uns so mit.

Allen Wissenswahn daraus sollten wir uns versagen.

Jetzt kann das Übersinnliche dich erfüllen.

Erweckung durch Kontemplation und Achtsamkeit

Wir betrachten den Körper ohne Bewertungen, bei jeder Körperhaltung, bei körperlichen Funktionen. Wir betrachten den Geist mit seinem Begehren, Ablehnungen, die Emotionen mit ihren Gemütszuständen. Wir machen uns den Zustand des Begehrens, des Nichtbegehrens, der Unwissenheit, der Anspannung, der Zerstreutheit, der Engstirnigkeit, der Freiheit bewusst.

Die Metapher von der Nutzlosigkeit

Der knorrige alte Baum ist nur groß und nutzlos und sein Holz von keinem Wert für die Schreiner und Tischler. Am Rande des Pilgerpfades genießt der Tischler den Schatten des alten Baumes in glühender Sonne.

Leidenschaftslos

Wenn wir uns Vorlieben und Abneigungen nicht mehr gestatten, den Stoff des Lebens, die Natur nicht verbessern wollen und so unser inneres Gleichgewicht erlangen, sind wir des Leidens enthoben.

Die Wahrheit

… lässt sich nicht beweisen, weder durch eine Philosophie noch durch Tradition, weder durch Fähigkeiten noch gute Taten. Lasst uns keine Stütze für den Geist suchen. Der Weise lässt sein Ich los und braucht deshalb auch keine Selbstbestätigung. Es gibt keinen Streit mehr über Ansichten oder Meinungen. Wenn wir nichts mehr werden wollen, brauchen wir nicht an den Meinungen anderer festhalten.

Befreiung durch rechte Erkenntnis

Das Egobewusstsein verwirrt die Möglichkeit des Menschen zur Erkenntnis, die Dinge so wahrzunehmen, wie sie sind. Bei der Befreiung durch Erkenntnis geht es darum, die Aufmerksamkeit auf selbstgeschaffene Hindernisse zu lenken, um die unverstellte Schau oder Sicht auf die Dinge zu ermöglichen. Die Schau, die Sicht, die nicht durch die physischen Augen erreicht werden kann, wird nur durch einen Daseinszustand, einen Gemütszustand erreicht, einen Zustand, der die unverstellte Wirklichkeit schauen will. Dieser Gemütszustand, dieser Daseinszustand ist ein eingenommener Bewusstseinszustand, in dem die psychomentalen Vorgänge des Egobewusstseins zur Ruhe kommen, dazu bedarf es der Übung und des Verzichts.

Das Auge der Augen

Das Auge der Augen, der Sehende, der Zeuge, das reine sehende Bewusstsein

Wenn wir verstehen wollen, erkennen wollen, müssen der Sehende und das Gesehene getrennt sein, es sind dies die zwei grundlegenden Gegebenheiten unseres Daseins.

Dies ist die Aufgabe, die grundlegende Unterscheidung in unserem Bewusstsein aufrechtzuerhalten.

Worte

Die totale Ent-Täuschung, Des-Illusionierung der versprachlichten Erfahrungen, das Aufgeben dieses untauglichen Instrumentes der Wahrheitserkenntnis, ist Voraussetzung für die rechte Wirklichkeitserkenntnis. Denken, sich Vorstellungen machen, verhindern die reine Sicht. Das Ziel ist ein Bewusstsein, das der unverbauten, unverstellten existenziellen Situation ins Auge sieht.

Vergangenheit

Die Identifikation mit seelisch-geistigen Vorgängen, mit den ewig scheinenden Bewegungen des Denkens, stellt die Vergangenheit dar. Aus dieser Vergangenheit projizieren wir Hoffnungen auf die Zukunft.

Alles, was vor dem Nun und Jetzt liegt, die Vergangenheit, muss aufhören. Der völlige Bruch mit der Vergangenheit ist notwendig. Es entsteht ein Zustand des Nichtwissens, Voraussetzung für die unverstellte Schau der Wirklichkeit.

Unterscheidung

Die urteilende Intelligenz schafft eine Unterscheidung zwischen dem Sehenden und dem Gesehenen.

Die Zurückhaltung der Sinne

Nur wenn wir den Sinnen erlauben einen Schaufensterbummel zu machen, werden sie tätig. Wenn sie aufhören sich den ihnen jeweils eigenen Gegenständen zu nähern, wird die Welt wie von allen Sinnesgegenständen entblößt. Ist der Geist damit beschäftigt, die der Welt zugrunde liegende Wirklichkeit zu entdecken, nehmen auch wahrgenommene Gegenstände den Geist nicht mehr in Anspruch. Das Erfahren dieser Leere des Raumes ist Meditation.

Die Menschlichkeit des Menschen

Der Wesenskern der Menschlichkeit des Menschen ist die Freiheit, die er erfährt, wenn er nichts hat, um mit Meister Eckhart zu sprechen, »Arm sind wir, indem wir

1. nichts wollen
2. nichts wissen
3. nichts haben«,

wenn der Mensch alles aufgibt, was »ist«!

Es ist dann die Losgelöstheit, Bloßheit, die existenzielle Beschreibung seines eigentlichen Zustandes. Mit seinem Alleinsein, was sein Ich-Bewusstsein darstellt, tritt er allem anderen gegenüber.

Die Ich-Illusion

Die vorgestellte Ich-bin-heit zerbricht, wenn sie auf den Zustand eines bloßen begrifflichen Erkennens reduziert wird, einer psycho-mentalen Tätigkeit, eines egozentrischen Wesens, mit Fähigkeiten des Sammelns von Erinnerungen. Es bleibt dann das reine Sehen. In einem Zustand des Urgrundes des klaren Bewusstseins nimmt man alles als dritte Person wahr, den Menschen inbegriffen. So entsteht ein Bewusstsein, dass die Wesenhaftigkeit des Menschen aus zwei unterschiedenen Kräften besteht, der Mensch ist der Sehende wie das Gesehene. Die Ichverhaftung ist somit ein Ergebnis mangelnden Bewusstseins. Es ist der Urgrund des Wählens in dem daraus folgenden Leiden.

Wenn ich mein Leben noch einmal leben könnte

Wenn ich mein Leben noch einmal leben könnte, würde ich nicht mehr versuchen, wenig Fehler zu machen. Ich würde alberner sein als auf dieser Reise. Ich würde weniger Dinge ernst nehmen. Ich würde mehr Berge besteigen. Ich würde mir keine Sorgen mehr machen. Ich würde mehr im Jetzt leben, anstatt so viele Jahre jedem Tag vorauseilen. Ich würde meinen Tanz tanzen.

Das Leben

Der Organismus eines Lebewesens wird als Ganzes in die Aktivitäten des Lebens miteinbezogen, von Augenblick zu Augenblick. Wenn wir jedoch nur Teile auswählen, sehen, wahrnehmen, dann stehen Teile für das Ganze, dann nehmen wir das Ganze nicht wahr. Wir sehen dann eine konstruierte Gedankenwelt.

Die Bewegungen des Geistes

... zu beobachten, heißt über uns zu lernen. Wenn wir ihr Spiel beobachten, sehen wir, wie sie als Reaktionen auf alles, was den Geist berührt, entstehen. Wir beobachten, was sie antreibt und was aus ihnen wird.

Die Wesenheit des Menschen

... besteht aus zwei unterschiedlichen Kräften, die in einem Leib ko-existieren.

Der Mensch ist dann der Sehende wie der Gesehene. Der Sehende ist niemals der Gesehene.

Eine Ichverhaftung ist immer das Ergebnis dieses mangelnden Bewusstseins.

Im Zustand eines klaren Bewusstseins sieht man den Menschen als dritte Person.

Zeuge werden

Die seelisch-geistigen Vorgänge, das Denken, unsere Gemütszustände, Vorstellungen, unser fluktuierendes Bewusstsein können leidlos oder leidvoll sein.

Leidvoll werden sie, wenn wir uns mit ihnen identifizieren und damit verstricken.

Das Beurteilen und Auswählen führt dazu. Werden wir Zuschauer, Seher, Zeuge, sieht man die seelisch-geistigen Phänomene auftauchen, eine Zeitspanne verweilen und dann verschwinden. Dann bemerken wir langsam eine Lücke zwischen den Phänomenen, die zeitlos ist und nicht den Erscheinungswelten angehört.

Übung

Das Zur-Ruhe-Kommen der seelisch-geistigen Vorgänge erlangt man durch Übung.

Es ist das Zeuge-Werden der Lücke zwischen den seelisch-geistigen Bewegungen.

Bei diesem in Beständigkeit ausgeübten Beobachten kommt es zu einem Abnehmen des Begehrens, Abnehmen des Durstes oder Hungers nach all den Erfahrungsgegenständen, zu einer Loslösung aus den Identifizierungen mit den seelisch-geistigen Vorgängen.

Die Autoren

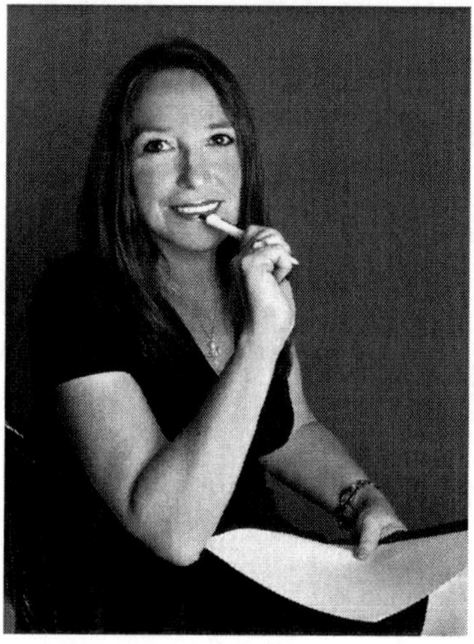

Marion Haigis

HP Marion Haigis: Heilpraktikerin, Gesprächstherapeutin / Psychologische Beraterin

Reinkarnationstherapeutin, Ausbildung in Klinischer Hypnose, Anerkannte Ausbilderin nach den Richtlinien des Dachverbandes Geistigen Heilens e. V., Astral-Metaphysische Heilerin, Reiki-Meisterin seit 1995. Seit 1999 leitet Frau HP Marion Haigis die Paracelsus Schule in Heilbronn.

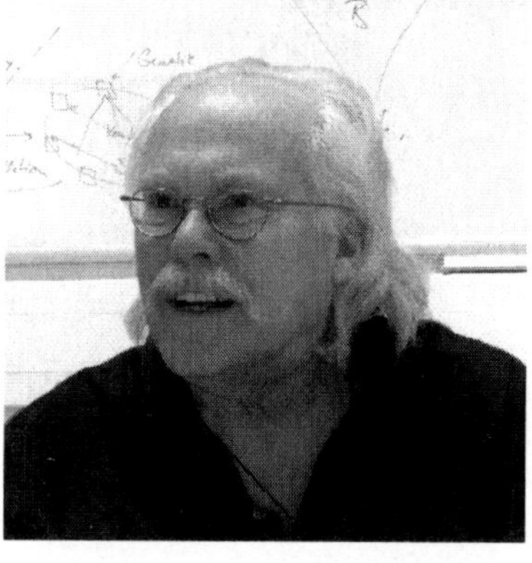

Dr. Erik Müller-Schoppen

Dr. Erik Müller-Schoppen studierte Psychologie, Pädagogik, Geographie (Schwerpunkt Wirtschaftsgeographie – Geomorphologie) und Theologie in Köln und Bonn, wo er auch das 1. und 2. Staatsexamen ablegte und später über das Thema Erziehungswissenschaften und Psychoanalyse promovierte. Er führt eine Praxis für Psychotherapie.

Seit 1969 entwickelt er Lerntechniken auf der Basis der Montessori-Pädagogik und hielt und hält Vorträge und Seminare als freier Trainer bei großen Konzernen wie Coca-Cola, Hella, VW wie auch mittelständischen Unternehmungen und Institutionen wie Heinemann, Caritas oder der Michael Skopp-Stiftung. Dozenturen und Lehraufträge bei der Österreichischen Gesellschaft für wissenschaftliche Weiterbildung und Fernstudium in Kooperation mit der Akademie für Medizin und Management, Lektorat an der Fachhochschule Salzburg und der German Baltic Management-School begleiten seine Forschungen auf dem Gebiet der Quantenphysikalischen Informationsmedizin. Der Querdenker gehört zu den Erfindern des Infotainments. Seit 2004 ist er Vorstandsvorsitzender der gemeinnützigen Stiftung Erziehung und Bildung & Wissenschaft und Kultur, die z.B. durch das Pisa-Projekt ganzheitliches Lernen fördert. Er führt seit 1986 eine Praxis für Psychotherapie und leitete das Bildungszentrum des größten europäischen Naturheilkundefortbildungsinstituts DPS in Düsseldorf.

Neueste Veröffentlichungen sind z.B. »Jeder – Lenz«, »99 Fragen zum Glück« (Buddhismus für Unerleuchtete), »Du kannst nur mit dem Herzen führen«, »Managementwissen«, »Kommunikation in der Beratungspraxis«, »Managementwissen – kompakt«, »Bewusst Sein«, Bufdi »(Bundesfreiwilligendienst) werden – Bufdi sein«.

Kontaktadressen:
Marion Haigis – Heilpraktikerin –
www.marion-haigis.de

Dr. Erik Müller-Schoppen
www.ebwk-stiftung.de

Von Inga Burg

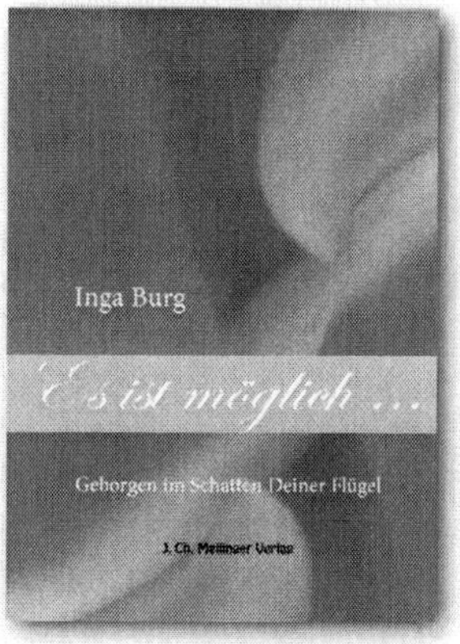

Es ist möglich …

Geborgen im Schatten Deiner Flügel

14,95 € | 174 S. | ISBN 978-3-88069-401-9

Wer bin ich eigentlich? Woher komme ich? Wohin geht mein Weg? Was ist der Sinn meines Lebens?

Die Autorin zeigt in ihrer Biographie, wie ihr eigener Schicksalsweg mit Hilfe und Führung der Engelwelt schließlich in einen therapeutischen Auftrag mündet.

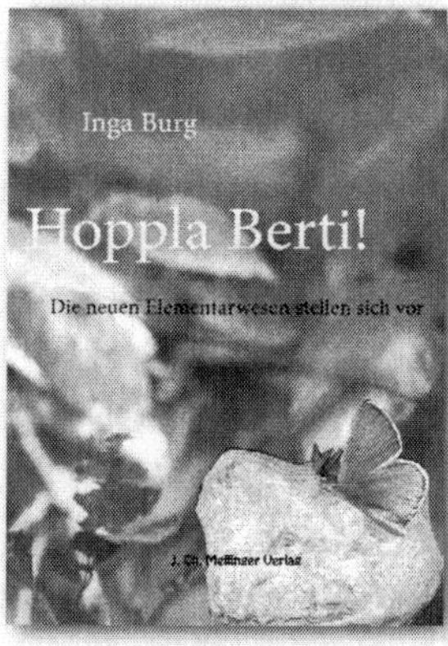

Hoppla Berti!

Die neuen Elementarwesen stellen sich vor

14,50 € | 183 S. | ISBN 978-3-88069-404-0

Temporeich und frisch beschreibt Inga Burg ihre vielfältigen Begegnungen und Erlebnisse mit der realen Welt der Natur- und Elementarwesen.

Sie geht ganz besonders auf ihre erstmaligen Berührungen und das Erleben mit den neuen Elementarwesen ein. Diese wachsen mit und durch den Menschen zu großen, hilfreichen Wesen heran.

Inga Burg versteht es auch, durch eingängige Meditationen und Anleitungen den Leser in den Bann der geistigen Entwicklung »Erde = Mensch« zu ziehen. Dadurch wird man tief berührt.

Von Urs-Beat Fringeli

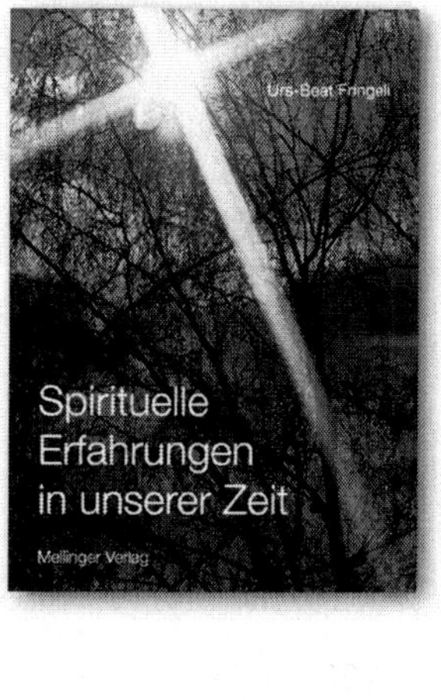

Spirituelle Erfahrungen in unserer Zeit

12,90 € | 176 S. | ISBN 978-3-88069-398-2

Immer öfters gibt es neue Erfahrungen von Menschen, die das Wirken der geistigen Führung bezeugen und bestätigen. Das Buch thematisiert spannende Zeugnisse. Es vermittelt aber auch Gedanken, den Sinn und die tiefere Bedeutung des menschlichen Daseins.